U0034154

都是自律神經惹的禍 體重篇

（原書名：吃飽睡好，當然瘦得了！）

自律神經專家郭育祥的健康瘦身必修學分——

郭育祥 著

目錄

Part I

為什麼減肥計畫永遠都「失敗」？

CH4 你所不知的肥胖元兇（三）：內分泌失調

Part Ⅱ 我的肥胖和自律神經有沒有關係?

Part Ⅲ 跟我這樣做，減肥不NG!

CH7 成功甩油、永不復胖的5堂減肥必修課 154

・本書隨時舉辦相關精采活動，請洽服務電話：（02）23925338分機16

・新自然主義書友俱樂部徵求入會中，辦法請見本書讀者回函。

作者序

要減肥成功？搞定自律神經就對了！

終於，歷經整整一年餘的寫作整稿，這本《吃飽睡好，當然瘦得了！》就要付梓了，主題是不分男女老幼，環肥燕瘦都感興趣的——減肥。或許有些讀者會感到納悶，就像之前許多經朋友介紹，而來到我診所進行體重控制的肥胖者一樣：「郭醫師不是看『自律神經失調』的嗎？他也會看減肥嗎？」

其實，不是我「也會看減肥」，而是許多人的肥胖與自律神經失調有著極大的關連性，甚至有相當高比例的肥胖者，其致胖原因根本就是自律神經失調！所以兜轉了一圈，體重控制仍然屬於我的老本行。

簡單來說，自律神經的作用就是讓人能夠「適應外界變化，維持內在平衡」，一旦失調，具體表現有很多種可能性，肥胖只是其中一項，是因為負責代謝的環節出錯了，所以熱量無法正常消耗或異常囤積。

除了肥胖之外，自律神經失調還可能造成失眠、心悸、耳鳴、胸悶、喉嚨有異物感，或者是便祕、腹瀉……，之所以獨厚肥胖，特地將它挑出為題，編寫成冊，有兩個主要原因。首先，由於自己也胖過，為了減肥也走過許多冤枉路，所以真心希望反覆陷於「減肥與復胖」泥沼的人能夠越來越少，最好是一個也沒有！再者，肥胖對於身體有諸多負面損害，能夠瘦下來固然重要，但更重要的是用哪些方法瘦？瘦得健不健康？如果單單僅是外型變得美好，內在健康卻受到損傷，絕非我們所樂見的，因此希望能透過這些年來的研究與臨床經驗，將正確、簡單，且一定能越減越健康的方法，與諸位分享。

在這本書裡，沒有複雜或極端的減肥手段，只有順應自然生理，所提出的飲食調節與作息建議。要順利且健康地瘦下來，真的就是這麼簡單！只要你願意擺脫既定的傳統迷思，接受更符合現代人生活模式的新觀點，就能早日終結肥胖生涯。最重要的是，透過這樣的減肥法，不但能健康瘦身，也找回了自律神經平衡，輕易就能擺脫許多因自律神經失調引起的身體症狀或疾病。

最後，特別感謝新自然主義出版社上下的包容與用心，配合我的龜速與龜毛，期間應該都曾因壓力而有過短期的自律神經失調（笑），各位辛苦了！

本書作者、郭育祥診所院長

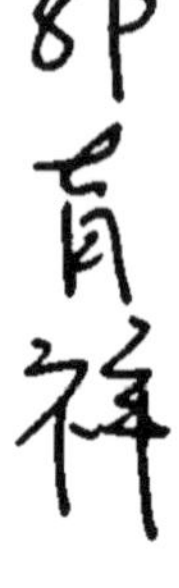

寫給千減萬減減不下來、又老是復胖的你！

雖然天生一張圓滾滾的臉，但一直到大學四年級之前，都未曾有人將我和「胖」字畫上等號。孰料，忙碌的實習生涯開始之後，泡麵成為我最方便的熱量攝取來源，每天二至三碗，短短兩個月，體重就從六十公斤一路飆升至七十二公斤，從此開始與脂肪結惡緣，也為往後辛苦且不得成效的減肥之路埋下伏筆。

減肥名醫也曾是大胖子

當體重突破八十大關後，我終於承認自己是個胖子了，只不過，當時的我就和大多數肥胖者一樣，對於減肥，始終缺乏行動力，減肥，只不過是嘴巴說說而已，真的要有行動，總得等到某種關鍵的打擊或衝擊出現，才會迫使我們下定決心，開始減肥。那個關鍵時刻，就是我常與前來求診的肥胖患者戲稱的——那道光。

每個人的「那道光」不盡相同，但大多不外乎感情或工作方面的受挫：因為太胖被另一半嫌棄，因為太胖而告白失敗，因為太胖而不受面試官青睞，因為太胖而被同事排擠欺負……等，約有一半左右的求診者因上述理由而想減肥，剩下的一半則和我一樣，因為健康受到威脅、生活受到影響於是決心減肥！

健檢報告滿江紅，我竟然被——拒保！

胖都胖了，何必再忌口呢？既然都已經成為大家眼中的胖子了，索性就放開顧忌，肆無忌憚地享受美食吧！這就是「胖」所帶來的好處。只要你不在乎身材也不在乎健康的話，可以大口吃喝垃圾食物的感覺真是非常美妙。不可諱言的，雖然我的工作是協助大家恢復健康，但在當胖子的那段歲月中，「管他的」、「豁出去了」之類的想法，也時常在腦中盤旋，否則我的體重也不會一度進逼九十大關了。

若說「自暴自棄式的不再忌口」是當胖子唯一的好處，那麼當胖子又有哪些壞處呢？答案是「罄竹難書」啊！最初是怕熱、容易流汗，稍微走動幾步就臭汗淋漓，爬樓梯一定會喘，就算只是兩三樓也不例外。隨著體型越來越「寬廣」，我的路卻越走越窄了，三不五時就撞到這個嗑到那個，護士們還常開玩笑地抱怨道：「醫師，你不覺得我們診間走道越來越乾淨嗎？現在我們都不敢在兩邊放東西了。」

即便到了後期，已經胖到無法自己剪腳趾甲，站立時大肚腩甚至遮住視線，令我低頭也看不見自己的雙腳，我仍然不以為意，屢屢遇到親友或病患來關切我的體重與體型，我總是自以為瀟灑地回應道：「唉呀！男生不用這麼在乎外貌，況且，君子不重則不威嘛！」但是，當體重計上的數字，不停地屢創新高，關節開始發出抗議之聲，腰痠背痛像是例行公事般天天出現（因為超出標準體重的二十公斤，已成為我最沉重的負擔），終於，我意識到肥胖產生的負面影響，而真正讓我警覺到「再胖下去可不行」的，是保險公司的拒保通知。

二〇〇七年二月，為了投保而進行一次全身健康檢查，報告上頭竟然出現了滿江紅。毫無意外地，八十七公斤的體重嚴重超標，且血壓飆至一百七十毫米汞柱，血糖、膽固醇、三酸甘油酯、尿酸……等，沒有任何一項符合標準是怎麼一回事？什麼時候我這個「努力幫他人回復健康」的醫者，自己卻變得那麼不健康？那是人生中的第一次，我下定決心……該減肥了！

吃減肥藥賠了健康又沒效

理智上，我告訴自己，減肥不可能又快又輕鬆，想要健康的瘦，少吃多運動是不二法門，然而情感上，我多希望自己可以「一覺醒來就變瘦啊」！想要速成就只好走捷徑，於是我開始拿自己當白老鼠，體驗各式各樣的減肥偏方，對一名醫師來說，最便捷的方式就是——使用藥物。一九九九年至二〇〇七年前，我試過羅氏鮮、諾美婷等合法減肥藥物，以及由麻黃素、咖啡因、阿斯匹靈所構成的ECA組合。（諾美婷、麻黃素等減肥藥，因為副作用的關係，現今已被列為禁藥，建議讀者不要貿然嘗試。）

只要吃過羅氏鮮的人都應該有類似經驗：排氣時會不由自主的排出鮮橘色的油脂，一不小心沾上醫師的白袍……唉，只能說：「當時真糗！」我一方面感到很尷尬；一方面覺得該藥物對自己沒有明顯效用，因此服用短短兩個月後，我就改投諾美婷的懷抱了。

靠著二十毫克的諾美婷，我瘦了！服藥將近一年，足足瘦了八公斤，但副作用是便祕與血壓上升，讓我瘦得很不舒服很不健康，而一停藥體重便又很快地回升。

換吃ＥＣＡ也遭遇類似的瓶頸，起初瘦得很快速，但半年過後就出現撞牆期，約莫十個月便完全無效了，還引起嚴重的心悸。

為了健康因素而減肥，最後卻越減越不健康，完全與我的本意背道而馳。那麼，難道要放棄減肥？不，沒有人希望自己永遠是個胖子，況且，我也很清楚代謝症候群會造成多大的健康危害。「減肥一定都這麼難嗎？」、「除了少吃多運動難道就沒有別的辦法了嗎？」……歷經上述失敗後，諸如此類的疑問反覆浮現腦海，身為調節自律神經的專業醫師，怎麼會連體重都無法調節？著實令人感到太難堪！

想知道該怎麼瘦，得先知道為什麼胖！

為了找出體重減不下來的原因，我開始思考兩個問題：「人為什麼會發胖？」與「瘦子都會怎麼做？」企圖從根本來解決肥胖這個大敵。

「人為什麼會發胖？」總結原因，就是「太忙、太累」，忙得沒時間好好吃飯，累得只能靠食物來慰藉。

由於醫療工作相當繁重忙碌，因此我的二十四小時只夠塞下「看診、睡覺、吃飯」這三件事，特別當看診時間越來越長，身體的疲勞感又無法藉由睡眠來釋放，我只好從「吃」著手，尋求能量補給與精神安慰。我不但「化食量為力量」，吃得越來越多，同時也吃得不好。什麼叫吃得不好呢？指的是吃的方法和內容。多年來，除了每天起床的第一餐外，我的午餐與晚餐幾乎從未準時過，為了補償損失，所以每天早上我總是盡可能滿足自己的口腹之慾，徹底實踐「早餐吃得像皇帝」這句話。

結束忙碌的一日後，我也經常管不了是否已經半夜，只想好好犒賞自己，於是睡覺前也是飽餐一頓，不論是火鍋還是漢堡，只要能滿足「人性」的餐點都好，熱量自然也不在考慮範圍內。睡前這樣大吃大喝之後，我雖然情感上得到了滿足，然而理智上也知道不能立刻就寢，於是我只好拖著疲累的身心苦撐，看看報告或是準備隔日的工作，一拖又是幾個小時，犧牲了所剩無幾的寶貴睡眠。

如此「辛勤耕耘」，我的體重自然急速往上飆升。

八個月內成功甩肉二十二公斤！

面對狂飆的體重，加上依賴減肥藥物卻不得其法後，我最後是從爺爺身上，找到減肥的根本辦法，也就是先前提到的第二個減肥關鍵——「瘦子都會怎麼做？」

我爺爺總是全家第一個吃晚餐的人，且不到七點就說要進房睡覺。我那天難得休假，試圖勸爺爺留下，還跟他說：「一吃飽就睡很容易胖喔！」沒想到，爺爺只是笑笑回我一句：「你看我胖嗎？」

沒錯！自我長記憶以來，便未曾見爺爺發福過，原因是什麼呢？為了找出「瘦子理論」，我開始仔細觀察瘦子的生活型態與飲食內容，最後歸納出以下幾個關鍵：

❶早起也早睡，很典型的「日出而作，日落而息」。

❷早餐吃的很清淡，常常是一小碗清粥加上幾根醬菜。

❸午餐與晚餐比一般人早吃，晚飯後不久便入睡。

❹幾乎不吃水果。

❺睡眠非常充足。

從以上幾點對照我的肥胖人生，我馬上就發現了很大的差異。於是我立刻先從最容易的改變做起——不吃水果。

在過去，我總習慣飯後吃些水果，一來解除正餐帶來的油膩，二來相信水果能幫助消化（這觀點已被現代醫學推翻了）。事實上，水果對正餐來說並不是必要的，多半是想吃而不是必須吃，因此省去飯後水果很容易做到。

第二步驟是改變睡前習慣。礙於工作狀態，我通常得忙到睡前才吃晚餐，但用餐後我不再熬夜了，盡可能在飯後一兩小時之內上床就寢。

第三步驟是改變餐點內容。既然要減肥，飲食當然得保守一些，因此我盡可能多吃「食物」而非「加工食品」，也不再攝取太多西化或精緻餐點，通常吃一大碗白飯，再搭配一些肉與少量青菜。

最後，我開始挑戰放棄早餐。原以為這點很難做到，畢竟「早餐最重要」的觀念已根深柢固，而且它一直是令我最滿足的一餐，但沒想到執行下來一點也不難，不吃早餐半個月後，我的褲腰已明顯變鬆了，一個月過後，我便足足瘦了六公斤，而且在短短八個月內，就成功甩肉二十二公斤，再也沒有復胖過！

為什麼門診患者不是過胖就是過瘦？

身為過來人，肥胖會帶來多少不方便與不快樂，我再清楚不過了！

在身材圓滾滾的肥胖時期，我總覺得滿街都是瘦子，但說也奇怪，在我瘦下來後，我卻發現，原來胖的人這麼多，特別是我的門診候診區，患者肥胖的比例竟高達六成以上，於是我開始想：「難道『自律神經失調』與『肥胖』有必然的關係嗎？」

我既是自律神經專業醫師，也曾是肥胖一族的受害者，如果能結合專業與經驗，不是更能全方位協助患者恢復健康嗎？有了這樣的想法後，我便開始深入研究自律神經與體重、體脂肪的變化關聯，最後驚訝的發現，先前師法於爺爺的減肥作息，恰恰都有助於自律神經的平衡；換句話說，只要針對每位肥胖患者的個別狀態量身調整，是不是就能幫助他們自然健康的瘦下來呢？於是我開始針對適合的案例，合併減肥療效的自律神經調節療法。

其中長期受失眠及暴食之苦的黃小姐，就是一個很好的例子。她有長達八年的時間都無法一覺到天亮，甚至每周都有一到兩天會盯著天花板直到太陽升起，除此之外，像無底洞般的食慾也很令她苦惱。她的食量幾乎是一般男性的三倍，早餐可以一口氣吃下十一個菠蘿麵包，午、晚餐、下午茶、宵夜無一不缺，因此身材也是相當驚人。年紀輕輕的她（不到四十歲），體重竟高達一百三十五公斤，病態的肥胖已經壓垮她的關節，因此她無法好好行走，得靠助行器來輔助行動。

但經過半年的療程後，黃小姐不但體重明顯下降，而且也可以拋開助行器，靠自己的雙腳行動自如了。十四個月後，更成功減重八十公斤，可以穿回大學時期的洋裝。至於困擾她多年的失眠及暴食呢？早在穩定治療四個月後，就再也未曾出現過了。

一傳十、十傳百，自律神經減肥法成口碑

陸續在特定肥胖患者身上看到減重成效後，我對於這套自律神經減肥法更具信心了。每次回診一次比一次苗條的病患，也成了最佳見證與口碑，因此我的門診越來越多人詢問：「郭醫師，那個〇〇〇說你有幫她減肥，我也需要耶！」、「醫師，我看那個〇〇〇瘦好多，你也可以幫我減肥嗎？」

就這樣一傳十、十傳百，越來越多的患者對減肥成效感到滿意，約莫三個月後某天……當我踏進候診區，被爆滿的人潮嚇一大跳，怎麼一回事？為什麼一夕之間多了這麼多初診病患？原來，他們都是為了減肥而來。

就這樣，直至今日為止，雖然我幫助了成千上萬的人成功減肥，但事實上他們都得到比瘦身更重要的收穫，那就是——健康！

像門診中有位在市場賣燒鵝的陳伯伯，他的肥胖也是病態型的，從外型上來看，

有點類似相撲選手，但體力卻相當差，因為他屬於不健康的虛胖。

陳伯伯剛來診間時，先強調自己身體還不錯，唯一的問題就是胖。但從問診中發現，陳伯伯的身體不如自己想像的健康，有嚴重失眠、暴飲暴食、換氣過度、肩頸僵硬、胸悶心悸等問題，但陳伯伯都歸納於「工作太忙」所導致。所幸經過數個月的治療後，陳伯伯不僅解決了他最在意的肥胖問題，而且雖然工作一樣忙，但上述種種症狀卻全部消失了，他不但能好好睡、好好吃，也不再感覺焦慮緊張、胸悶心悸。

正因為我曾經是個胖子，了解肥胖者的苦惱，所以能讓人遠離肥胖之苦，對我而言是件意義非凡的事。但我也沒有忘記，自己同時是一名醫師，為患者解決身體上的毛病，使他們重獲健康更為重要。

因此僅僅是「讓人健康的瘦」還不夠，我認為更應該協助他們在減肥過程中，擁有正確觀念，避免錯誤迷思，把「健康瘦回來」，並永久遠離復胖風險，這才是我心目中最優質的減肥方法，也是本書想要介紹給各位讀者的健康之道。

現在，為了外在的美好，更為了內在的健康，請翻開本書，認真的讀下去，並且身體力行吧！

Part

I

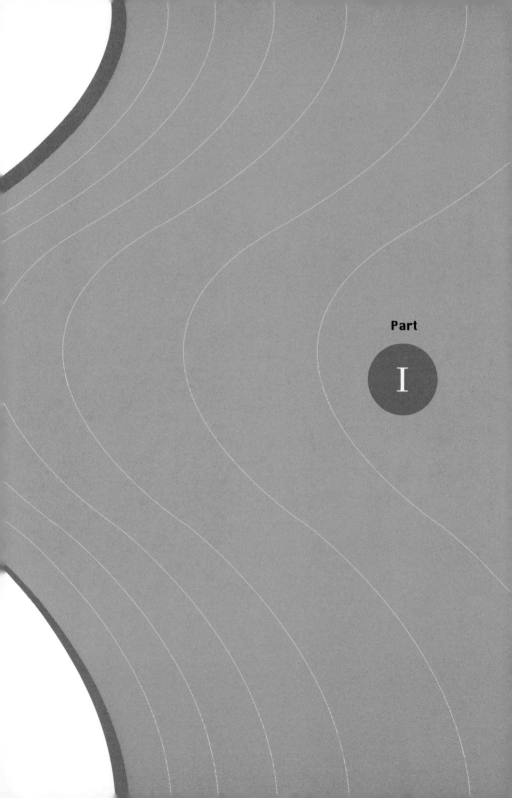

為什麼減肥計畫永遠都「失敗」？

CHI

想對付失控體重，得先搞定自律神經失調

根據統計，台灣超過半數的成年人都有減肥經驗，其中女性更高達八成五！台灣人愛減肥、也需要減肥，根據國民健康局二〇一二年調查結果發現，台灣約有四四％成年人及二五％兒童都有體重過重的問題，可見減肥對於國人是必要且必須的全民運動。

然而一說起減肥，大多數人都是搖頭兼嘆氣，因為「談何容易啊！」減肥真的有那麼難嗎？還是一開始方法就錯了呢？在談如何減肥前，減肥專家要先告訴你，為什麼大多數的人減肥都失敗！

六年來，我幫助無數人減肥，同時也進行了不少臨床研究，結果發現，減肥很容易成為一種「習慣」。大多數來我門診的肥胖患者，都有不僅「一次」的減肥經驗，

通常高達「七次」之多。七次的減肥行動代表什麼呢？對我來說，這代表著：

一、多數人減肥的結果都失敗了。

二、減肥者的毅力驚人，大多數人減肥失敗後都能「屢敗屢戰不放棄」，表示減肥失敗的原因不在於缺乏意志力或行動力。

我的減肥門診，患者不分性別、年齡、星座、血型、個性或職業，在走進診間之前，都曾有瘦不下來或復胖的困擾。根據這些年來在門診中所做的臨床統計，最初因自律神經失調而前來求診者，有肥胖比例者超過六成，而在我開設減肥門診之後，再看看這些前來求診的肥胖患者，發現其中自律神經失調的比例，更高達八成。問他們知不知道自律神經失調？一部分的人會說：「我知道！醫師你有在看自律神經失調！」，另一部分的人則說：「嗯……有聽過，但那是什麼？跟我有關係嗎？」顯然，許多人的肥胖與自律神經失調相關卻不自知。如果根本不知道自己為什麼胖，是怎麼胖的？想瘦下來談何容易呢！

在絕大部分人的觀念中，「自律神經」跟「肥胖」是八竿子打不著的兩件事，我就曾遇過患者當面質疑地問道：「肥胖是吃太多、動太少吧！所以有肉有脂肪，這些都是具體的、摸得到的，跟一根細細小小的神經有什麼關係，醫師你是說真的嗎？」

而稍微對自律神經有概念的人，特別是曾從其他醫師或書籍上，吸收過自律神經失調相關資訊者，更會毫不留情地直指「肥胖由自律神經失調所引起」這句話，有邏輯上的失誤。

「醫師，我的自律神經失調屬於交感神經失調那一型的。之前〇〇醫院的醫師跟我說，當交感神經活性太強時，會抑制胃和胰臟的活動及分泌，也會抑制腸道蠕動，所以照道理講自律神經失調的人，應該沒有什麼食慾才對，可是我還是很愛吃啊！還有，為了減肥，我雖然愛吃但真的吃很少啦！應該會瘦才對吧？怎麼反而會變胖呢？」

直到現在，雖然我看過的患者不計其數，從不識字的阿公阿嬤，到上市上櫃公司的大老闆，或一輩子都在念書做學問的博士，形形色色的患者有個共同特點，就是很在意身體上的各種細微變化，但每回從他們口中聽到交感神經，以及它的相關作用原理等專有名詞或理論，仍然令我感到很神奇。為了擺脫不適、重返健康，再生硬內容他們也願意試圖了解，但問題是，大家的資料來源有時有誤，有時又不夠完整，因此才會有上述那種「似是而非」、「只知其一不知其二」的狀況出現。

因此，在本章節中，我將先告訴你什麼是自律神經，它為什麼會失調、以及它和你減肥失敗到底有什麼關係。

現代人的文明病——自律神經失調

在台灣醫學領域中，「自律神經失調」尚未被認定為一種確切的病症，因此概念和定義上都仍處在混沌未明的狀態，好像跟許多科別都有關係，卻又不能跟任何一個科別畫上等號，只能含糊地說它是神經、身心失調的統稱，甚至連一個專屬的科別都沒有，因此，許多有自律神經困擾的患者，無法明確的尋求專業協助。

事實上，若從醫學的角度來看，「當自律神經失去平衡，過度亢奮或衰弱時，將引發全身性不適症狀」已是經過無數次驗證的不爭事實，長年在第一線接觸患者的我十分清楚，飽受自律神經失調所苦的人，有逐年攀升的趨勢，是現代人不得不正視的健康課題。

郭醫師小講堂

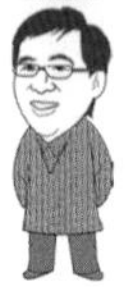

自律神經失調患者有多少？

根據推估，台灣每一百人中，恐怕就有三十個人曾經有過明顯但輕微、短暫的自律神經失調，而長期承受失調困擾未見改善後，便可能進一步發展成為「自律神經失調症」。

可以稱為「自律神經失調症」的患者又有多少呢？保守估計，全台兩千三百萬人當中，應該有百萬人以上！也許你的親朋好友、甚至你自己，都可能曾經失調或正處於失調狀態而不自知！上述數據是如何得出的呢？我必須很遺憾的說，是推估出來的，由於台灣缺乏相關研究報告，因此只能從歐美地區二〇〇九年的統計報告，平行換算來推估。

雖說全台約有百萬左右的自律神經失調症患者，但實際掌握到的確診人數卻還不到兩萬人。那麼九八%的患者到哪裡去了？其中，除了少數諱疾忌醫外，大多數的患者可能都流連於各大醫療院所，從腦科、心臟科、胸腔科，一路看到腸胃科、泌尿科、皮膚科、復健科……等，尚未獲得正確診斷，壓根不曉得自己身上的種種不舒服，其實不是哪個器官壞了、老了，而是自律神經失調在作怪。

再回過頭來談肥胖，肥胖與自律神經失調又有什麼關係？事實上，關係大了！自律神經失調的影響範圍遍及全身，因此，它有可能影響我們的大腦，讓人感覺吃不飽；影響消化系統，讓我們吸收不良；影響代謝系統，讓我們代謝異常，莫名囤積脂肪……等等，這些都可能直接或間接導致肥胖。因此，有肥胖困擾的你如果曾遊走於各個醫療科別，進行好多相關檢查後，專業醫師卻總是告訴你：「身體健康無大礙」，但各種不舒服（見表1-1）的感覺仍舊每天糾纏你，那麼恭喜你，你已經找到問題的癥結了，那就是——你的肥胖十之八九與自律神經失調有關係！找到肥胖原因就是邁向成功減肥、找回健康的第一步，接下來，你只要讓自律神經回到平衡狀態，那麼甩油減重將是遲早的事。

表1-1　自律神經失調症狀一覽表

部位	不適症狀
頭部	頭痛、頭暈、偏頭痛、揮之不去的暈眩感
眼睛	眼睛疲勞、酸澀、眼睛張不開、莫名流淚
耳朵	耳鳴、耳塞

部位	症狀
口腔	口乾、口腔疼痛、味覺異常
喉嚨	喉嚨發癢、喉頭有異物感、吞嚥困難
呼吸器官	呼吸困難
心臟	心悸、喘氣、胸悶
消化器官	沒食慾、噁心、胃發熱、胃痙攣、腹脹、便祕、腹瀉、消化不良
泌尿器官	頻尿、殘尿感、排尿困難
生殖器	外陰部搔癢、陽萎、生理期紊亂
肌肉、關節	肩膀痠痛、肩膀僵硬
四肢	四肢麻痺、四肢冰冷、手腳顫抖、指間有電流感
皮膚、汗腺	皮膚乾癢、手腳多汗
食慾	缺乏食慾（變瘦）、飲食需求過度（變胖）
精神表現	不安、記憶力降低、情緒低落、集中力差
生理表現	疲倦、失眠、發熱

倘若你自覺上表的症狀並不特別困擾你，或者沒有幾項吻合，那麼你的肥胖是

不是就一定與自律神經失調無關呢？其實也不見得。因為失調的症狀委實千變萬化，如果沒有上表的症狀，但以下三種情況有任一項符合，仍建議可以透過專業的檢測，來釐清肥胖是否起源於自律神經失調。

⊙很短的時間內急速發胖。例如一個月胖了原有體重的一〇%，或者體重增加五公斤以上。

⊙長時間減肥無明顯成效。例如減肥行動已積極施行超過一年，或者反覆減肥三次以上。

⊙瘦身成果難以維持。例如一停止減肥行動，三個月內便會復胖。

郭醫師小講堂

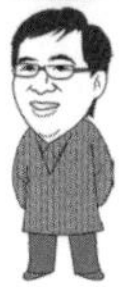

自律神經失調可以做哪些專業檢測？

如果想知道自己是否有自律神經失調的問題，以下兩種專業檢測都可以幫助你找出來。

●心律改變率分析（HRV Analysis）

在檢測過程中，受檢者會被要求平躺、站起，透過這種條件的變化，來量測不同狀態時，受檢者的心跳頻率。不同狀態下，心跳頻率差異越大，代表自律神經的彈性越好、越健康，反之，心跳頻率差異越小，則代表自律神經的協調性不佳，無法因應環境的變化做出調節。舉個例子來說，當我們在跑步或者睡覺的時候，兩種狀態下，心跳頻率應該有很明顯的差異才對！跑步時可能每分鐘超過一百三十下，睡覺時可能才七十五下，一個人要是睡覺時的心跳跟跑步時一樣，都是一百三十下，讓心臟長時間過度負載，身體很難不出毛病喔！

●呼氣中二氧化碳分析（CO_2 Analysis）

除了心臟之外，呼吸是檢測自律神經的另一項良好指標。檢測方法非常簡單，只要將呼吸感應器放在鼻腔外，然後按照正常狀態呼吸即可。透過這樣的檢測過程，如果受檢者呼出的二氧化碳濃度太低，代表他的呼吸是比較急促且淺層的，有「換氣過度」的傾向，而換氣過度症是自律神經失調的常見症狀，具體表現包括頭昏、心悸、胸悶、四肢發麻，且常有吸不到空氣的感覺。

俗話說，知己知彼、百戰百勝。既然找到自己肥胖的主因不在於自己吃太多、太懶散，意志力不夠，而是出在自律神經上，那麼我們就應該先來認識一下，到底什麼是自律神經。

什麼是自律神經？

莫名其妙一直發胖、無端睡不著、沒來由的頭痛、突如其來的呼吸困難……等，這些惱人的小毛病雖然未必會致命，卻也著實令人不舒服，不禁想問：「我到底怎麼了？」其實上述種種問題，都可能是自律神經所發出的警訊，它想告訴身體的主人，身體出了些狀況，所以它失調了！但到底自律神經失調代表什麼意思呢？想要弄清楚，首先你得先了解什麼是自律神經。

人體的神經系統，大致可分為「中樞神經系」及「周圍神經系」，其中，自律神經屬於周圍神經系的一部分，最主要的功能就是管制並調節身體各臟器的活動，以維持體內環境的恆定，維持人體生理運作。自律神經的涵蓋範圍相當廣，主要分布在身體器官的平滑肌、心肌及腺體上，可以說人體從頭到腳全是它的管轄範圍。

望文生義，這套神經系統之所以名為「自律」，顯見它的特性就是能自己管理自己，而不受「意志」所控制。它每天二十四小時自動自發、自顧自地維持著生理運作，**監控人體的心跳快慢、體溫高低、血壓高低、腸胃道活動，以及汗水、眼淚、唾液等腺體的分泌……**等等，無論我們有沒有意識到它的存在，都不影響它發揮作用。好處是它可以不需要我們煩惱費心，就算沒有提醒，在自律神經的作用下，人不會忘記呼吸，心跳會自主跳動……。但壞處也是有的，當它失調時，我們也很難光靠大腦意識來強迫它恢復正常，就好比消化代謝出了問題，導致脂肪異常囤積，就算想破腦袋用力命令，脂肪也不會乖乖地自燃、消失。（若真能這樣就太好了！）我時常對患者解釋說：「**自律神經就是一套具有『全自動功能』的神經系統。**像你家的洗衣機一樣，差別是我們連開關都不用按，它自己就會啟動運轉。但是你也沒有辦法關掉它的電源，叫它不要動。」

自律神經的作用

自律神經由「交感神經」和「副交感神經」所組成（見圖1-1）。交感神經以胸

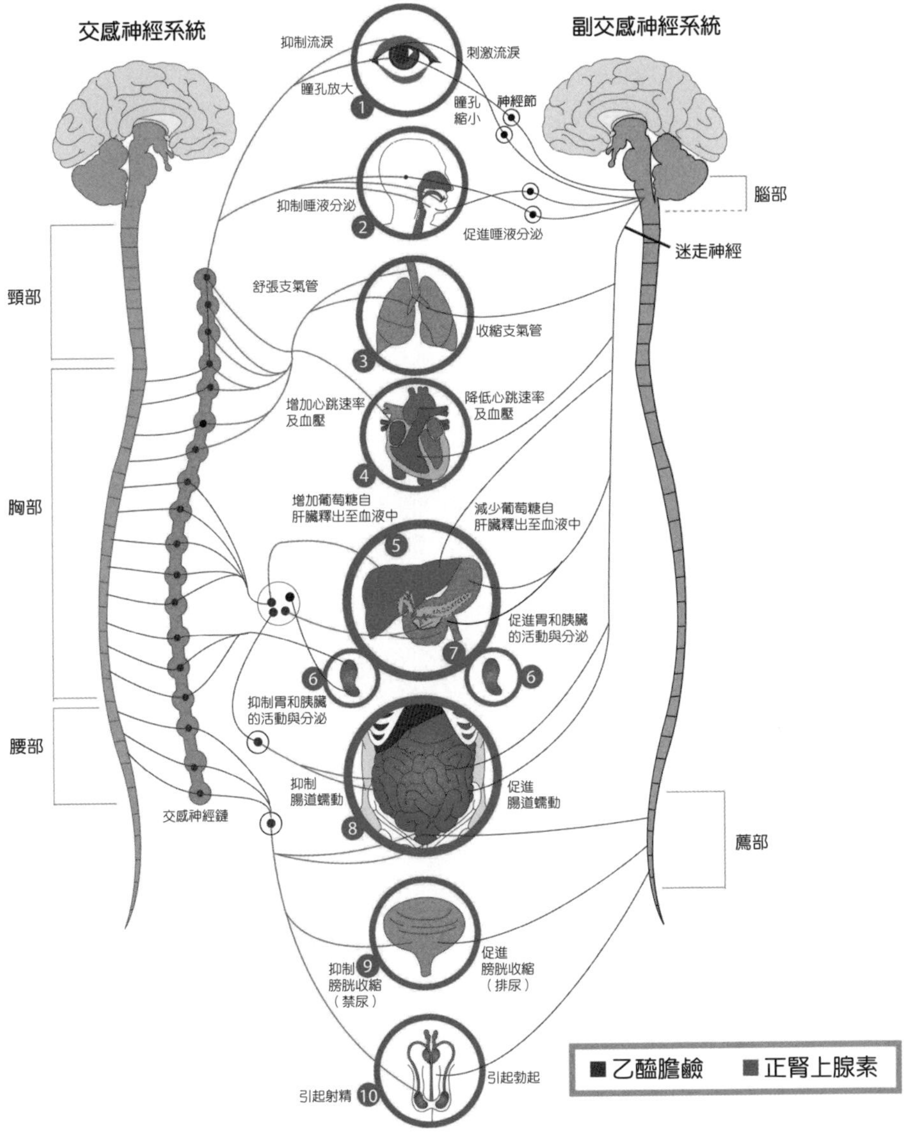
交感神經系統
副交感神經系統
抑制流淚
刺激流淚
瞳孔放大
瞳孔
縮小
神經節
1
腦部
抑制唾液分泌
促進唾液分泌
2
迷走神經
頸部
舒張支氣管
收縮支氣管
3
增加心跳速率
及血壓
降低心跳速率
及血壓
4
胸部
增加葡萄糖自
肝臟釋出至血液中
減少葡萄糖自
肝臟釋出至血液中
5
促進胃和胰臟
的活動與分泌
7
6
6
抑制胃和胰臟
的活動與分泌
腰部
抑制
腸道蠕動
促進
腸道蠕動
8
交感神經鏈
薦部
抑制
膀胱收縮
（禁尿）
9
促進
膀胱收縮
（排尿）
引起勃起
引起射精
10
■乙醯膽鹼
■正腎上腺素

圖 1-1　自律神經人體分布圖

椎與腰椎為中心，副交感神經以延腦及薦椎為中心，兩者皆主要作用於眼睛、口腔、心臟、肺臟、肝臟、胃、腸、胰臟、膀胱、生殖器等各身體器官。基本上每個器官均同時分布著交感神經與副交感神經，但有原則就有例外，像汗腺、皮膚、肌肉的血管就只有交感神經，而沒有副交感神經。

交感神經與副交感神經的協調方式，分成拉鋸對立的「拮抗作用」，及互相合作的「協同作用」兩種（見表1-2）。其中，拮抗作用出現的比例偏高，也就是交感與副交感神經兩者的作用通常是相反的，舉例來說，交感神經負責抑制唾液分泌，而副交感神經則負責促進唾液分泌。

值得注意的是，交感神經與副交感神經之間的活動關係與強度，並不是恆定不變的，會隨著外界變化，而時時刻刻變動，且互有消長，有時候是交感神經活性強一點，有時候是副交感神經活性強一點。另外，自律神經的活動反應除了受物理性刺激影響外，精神上的刺激（如情緒、壓力）也會影響它，通常正常健康的自律神經都具備這些基本調節能力。

表1-2　自律神經的活動效應

交感神經活動效應	副交感神經活動效應
抑制流淚	刺激流淚
瞳孔放大	瞳孔縮小
抑制唾液分泌	促進唾液分泌
舒張支氣管	收縮支氣管
增加心跳速率及血壓	降低心跳速率及血壓
增加葡萄糖自肝臟釋出至血液中	減少葡萄糖自肝臟釋出至血液中
抑制胃和胰臟的活動及分泌	促進胃和胰臟的活動及分泌
抑制腸道蠕動	促進腸道蠕動
抑制膀胱收縮（禁尿）	促進膀胱收縮（排尿）
增加子宮收縮	降低子宮收縮
引起射精	引起勃起

說明：在男性性行為中，交感神經與副交感神經就是發揮協同作用，在雙方合力之下才能完成。

人體的神經系統主要功能就是整合來自四面八方的訊息（刺激），讓身體做出適當的反應。自律神經具備全自動功能，當接受到外來的刺激或者體內的情報時，會自動做出反應。例如激烈運動時，心跳會加速，這是因為運動中肌肉消耗了大量的氧氣，這時自律神經中的交感神經會比較活絡，好促使心跳加速，讓身體肌肉獲得足夠的氧氣；又如填飽肚子後，自律神經中的副交感神經作用會更勝交感神經，這樣才能促進消化液的分泌，讓腸胃得以好好吸收消化，有助身體更有效率地攝取養分。

當然，自律神經系統並不是「有狀況發生」時才會運作，實際上它全年無休……不！應該說是一生無休，永遠都處於運作狀態，在人體諸多重要的生理活動中（如心跳、血壓、體溫、發汗、胃腸蠕動……等等）扮演關鍵角色。自律神經運作協調的人，會感覺元氣十足、充滿活力；反之，自律神經失調的人，特別容易精神不濟，這裡痠那裡痛。更重要的是，自律神經失調容易誘發病態性的肥胖（有少部分人是反向的暴瘦），開啟健康的惡性循環，不得不注意！

當自律神經不怎麼自律時

既然「自律神經」不需外來的約束，就能安分守己、發揮功效，那為什麼本來會自動運作的神經，卻突然「不自律」了呢？

我們已經知道，自律神經包含交感神經與副交感神經兩部分，交感神經比較像戰士，它負責衝鋒陷陣，幫助身體應付突如其來的緊急狀態。副交感神經比較像補給隊，它負責協助身體放鬆，讓體內器官進行休養跟修復。想像一下，當你走在大馬路上，正準備穿越斑馬線時，一輛摩托車突然衝了出來，在這危險時刻，你是不是感覺心跳加速、全身肌肉緊繃？這就是交感神經發揮了作用，它可以因應突如其來的壓力，在瞬間變得特別亢奮活絡，讓人心跳加快、提供肌肉收縮所需能量，以便應付突發狀況。幸好，我們及時跳開了，騎士也緊急煞車，一切平安，這時就換副交感神經上台了，由它負責舒緩心跳、放鬆肌肉，讓身體回復平穩狀態（否則一直心跳加速還得了）。

由於自律神經遍及全身，參與多種複雜的生理活動，因此它的作用方式自然很多元，否則如何應付各種不同器官的需求呢？在上述例子中，交感神經與副交感神經的交替時間可能只短短數秒，但其實人體中還有許多緩慢且持續的協調模式，像是感覺飢餓後我們會進食，食物進入身體後，胃臟和胰臟會開始分泌胃酸與胰島素，幫助消化，腸道也開始蠕動，幫助吸收，乃至於飯後感覺昏沉需要休息，熱量應該分配到哪、以什麼樣的方式吸收或囤積，一連串漫長的過程，都需要自律神經的平衡作用。

雖然自律神經在各部位的協調模式各異，但有一點是不變的，那就是自律神經非常敏感，容易受外來影響而改變。基本上，這是自律神經為了「趨吉避凶」而有的特性，否則危險來了不知道要跑，該休息的時候也不懂得放鬆，身體一定會壞掉。只是，原本應該合作無間的交感神經與副交感神經，可能會在壓力、生活失序、天生性格以及身體荷爾蒙等多重因素的影響下，無法協調運作，便會形成所謂的「自律神經失調」。

通常，每個人的失調情況都不太一樣，且輕重有別，負責協調呼吸的自律神經出了毛病，可能就會有換氣過度的現象出現；**負責調節腸胃道蠕動的自律神經不聽話了，便祕、腹瀉等困擾可能就會找上門……，而肥胖，也是另一種自律神經失調的具體表現**，只是它比單純的器官問題更複雜些，牽涉的層面較為廣泛，從情緒、壓力、睡眠，到代謝與內分泌，都可能各別或同時失調，交集程度越深代表失調程度越重，想恢復平衡自然沒有這麼快、這麼容易，更何況有許多人根本努力錯了方向，拚了命的節食、運動，卻不知道問題根本不在這上頭，千減萬減也減不掉的原因就在這裡！

症狀難捉摸且長短期有別

自律神經失調症有一項重要特徵，就是失調的症狀可能反應在身體上下的各個部位或各個器官，而且就算同樣都是自律神經失調症的患者，也鮮少有兩個人的症狀會完全一樣。所以我常說，自律神經失調症就像千面女郎，如果只是「頭痛醫頭、腳痛醫腳」的症狀性療法，缺乏全面性的診斷，就很難真正找到病因。

一般說來，自律神經失調患者除了身體各部位的失調反應（可參閱三三頁的自律神經失調症狀一覽表）外，通常還會合併下列十二大症狀：

⊙容易長痘痘

⊙女性生理期不順

⊙手腳冰冷，下肢水腫

⊙肩頸僵硬，容易腰痠背痛

⊙容易疲倦，體力、活動力不佳

⊙情緒不穩，易怒或容易沮喪

⊙時常處於緊繃狀態，自覺工作或生活壓力大

⊙睡眠品質不佳，淺眠易醒，入睡又多夢

⊙短時間內突然暴肥

⊙使用劇烈減肥方式也無明顯效果

⊙非常容易復胖，減重成果總維持不到三個月

⊙暴飲暴食比例偏高，會突然非常想吃東西，三餐當作一餐吃，但有時又可以一天只吃一餐

此外，**自律神經失調又可分為「短期失調現象」與「長期失調症」**，其產生的症狀大同小異，差別只在於嚴重程度與出現頻率。大部分的人一生中都會經歷過幾次的短期自律神經失調。以我自己為例，我曾經應邀前往芝加哥參加一場研討會，但因台灣沒有直飛航班，因此我只好先搭國際班機飛往舊金山，再從當地轉機到目

的地。在長達十二個小時的飛行時間中，我只睡了一小時，當我拖著疲憊的身軀，帶著兩個大大的黑眼圈去到舊金山後，迎接我的是五個多小時的候機等待，當時坐在機場休息室的我，突然不斷冒冷汗，一方面覺得燥熱、想吐、頭暈，同時又感到呼吸困難。在那當下，我便知道自己的自律神經失調，冷熱控制出了問題，因此我趕緊在機場窗邊找了個休息處，好好睡上三個多小時，終於在休息過後，我的身體明顯舒適許多，燥熱、想吐、冒冷汗的不適感全都消失了。

當時我的情況就是典型的短期失調。自律神經短期失調是現代人常有的毛病，熬夜、太累、太忙，都容易引起（但也有許多人的失調原因仍不明確），症狀包羅萬象，如頻尿、便祕、胸悶、頭痛、想吐、頭暈……等。正常的人只要壓力解除，經過一段時間休息，約莫一兩天，自律神經運作就會回穩，調整回原來的平衡狀態。

短期失調容易暴飲暴食

以本書的主題「肥胖」來說吧！**短期失調與肥胖有什麼關係呢？答案是暴飲暴食**。舉例而言，明後天有個重要的考試或者報告，關乎能否繼續升學或日後的考績，那麼在這件非常重要的事情來臨前夕，或者剛過去不久時，就是我們感覺最緊繃與最放鬆的時刻。自律神經調節能力不好的人，在這樣的起伏過程中，很容易產生失調，具體現象除了情緒波動較為劇烈，或者感覺呼吸急促、心跳加快、掌心冒汗、便祕腹瀉等（這並非失調的全部症狀，且失調者也不見得全部症狀都會出現），最普遍的就是飲食過度。**為什麼有人壓力一來就想大吃大喝一頓，便是這個原理**，對壓力適應能力不佳（也就是所謂的抗壓性低），也是自律神經失調的一種典型。

可是我們不需要天天考試，或每天都上台做報告，因此，當緊急狀況解除之後，自律神經的調節也可能隨即恢復正常，種種失調的現象，如食慾旺盛，自然也會消失。倘若是長期失調者就不一樣了。因為自律神經一直處於不協調的狀態下，種種失調反應當然也無時無刻存在著，這也是為什麼在我的門診中，會看到那種一餐可以吃三個便當卻不覺得飽的人。

長期失調需要專業醫療協助

我們可以把自律神經系統想像成生活中不可或缺的氧氣，也是人體維持生命的重要角色，只不過它們的重要性經常不小心被忽略了。假設自律神經是一條橡皮筋，偶爾拉一拉它，彈性並不會消失，只要手一放開，橡皮筋就會回復原狀。但如果是長期拉著它，橡皮筋最後肯定會彈性疲乏，再也無法回復原狀。長期自律神經失調，就像彈性疲乏的橡皮筋一樣，休息再久都很難復原，它需要的是正確的醫療協助，且因為它遍及全身，所以會引起的不適也遍及全身，更糟糕的是，若放任不管，情況只會越演越烈，幾無自然好轉的可能性。

了解了自律神經和肥胖的因果關係，接下來的下一章節，我們就來破除常見的減肥迷思，從自律神經失調症狀下手，了解肥胖的原因，解決肥胖的問題。

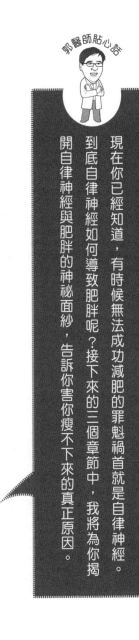

郭醫師貼心話

現在你已經知道，有時候無法成功減肥的罪魁禍首就是自律神經。到底自律神經如何導致肥胖呢？接下來的三個章節中，我將為你揭開自律神經與肥胖的神祕面紗，告訴你害你瘦不下來的真正原因。

CH2 你所不知的肥胖元兇（二）：壓力

對抗壓力最直接有效的方法就是「吃」，特別是吃高脂肪、高糖分、高鹽分的三高飲食。因為這些重口味的食物，可以活絡自律神經當中的副交感神經，讓人感覺放鬆，就好比吃巧克力會使人心情愉快一樣。這也是為什麼減肥的人就算理智上知道，鹹酥雞、麻辣鍋、泡麵、洋芋片、炸薯條、蛋糕、冰淇淋等都是破壞減肥計畫的地雷食物，但就是沒辦法抗拒。

現在你知道了，並非我們的自制力真的那麼差，很多肥胖者之所以無法遠離垃圾食物，說穿了，就是壓力在作祟！

減肥迷思——吃蔬菜水果才能減肥？

很多人都認為不吃肉，只吃蔬菜水果才是最健康的飲食方法，但根據臨床研究發現，全素食者肥胖的比例相當高，我的門診就曾有一位小男孩因為長期吃素而把自己吃成了「正方形」。她的母親說，因為小男孩有過敏體質，飽受異位性皮膚炎所苦，在醫師的建議下，從小吃全素，沒想到上國中後，身體卻突然像吹氣球般橫向發展，不到一百六十公分的身高居然體重破百。

不吃飯、不吃肉，體重竟然直直升

或許有讀者會說，這名小男孩也許是特殊案例，但另一個案例劉媽媽，可就相當有代表性了。

劉媽媽來求診時約五十八歲，身材相當豐腴，檢測後發現她的體脂率高達四三％。其中，劉媽媽的幾句話讓我印象深刻，這也是大多數素食減肥者常會說的話：

「醫生，我不知道為什麼會胖耶！」

「我明明都吃得很少啊，就算有吃，也只是青菜、水果而已，白飯吃不多，也不吃肉。」

「吃白飯？那會胖死吧！我不敢吃！」

「沒有澱粉也沒有油，這樣還會胖？」

「我該怎麼辦？難道只能喝水喔？」

這些句子你是不是覺得很熟悉呢？事實上，根據劉媽媽的說法，她不喜歡吃生菜，所以她習慣將蔬菜先燙熟，再淋上一點醬油膏，拌些苦茶油或胡麻油來吃。就算有時候大火炒菜，劉媽媽也說，她會避免喝菜湯，以免吃到油，照理說應該不會胖啊！但事實上，從劉媽媽八十五公斤的身材來看，答案並非如此。

除了低熱量的蔬菜外，劉媽媽的另一項主食就是水果。因為少吃白飯，所以劉媽媽肚子餓時，就會以水果來果腹，蘋果、芭樂、番茄都是她理想的健康選擇。劉媽媽說：「電視節目都有教啊！肉有油脂、白飯是澱粉，吃了都容易胖，所以我只有吃蔬菜水果！」

如果正在閱讀此書的你，平時也只吃蔬菜水果，飲食少澱粉、少油脂，卻仍然瘦不下來的話，毋須太難過，你只是和劉媽媽一樣，還沒有找出肥胖的根本原因。

真正的肥胖因子——壓力

很多人都認為，白飯與肉類是減肥者必須杜絕之惡！但這樣的說法太過以偏概全了，畢竟肉除了油脂還有蛋白質，澱粉也有好壞之分，不能未分青紅皂白，就將肥胖怪罪到它們頭上。況且，人體如果要健康運作，油脂與醣類（澱粉就是醣類的一種）也相當重要，雖然不能過量，但也絕對不能過度稀少甚至完全缺乏。

想要減肥有成，其實有一個不變的法則，那就是「對症下藥」。透過問診方式，我發現劉媽媽之所以減肥失敗，其實真正的主因在於——壓力。

五十五歲之前，劉媽媽一直是工作、家庭兩頭燒的職業婦女，但從工作崗位退休後，又碰到子女先後成家離巢，因此她的生活頓失重心，加上正值更年期，荷爾蒙分泌紊亂，造成心理上相當大的壓力。面對這些短期壓力，最簡單的排解方式就是「吃」。對劉媽媽來說，吃甜甜的水果就像年輕女子嗜吃蛋糕、巧克力一樣，是緩解壓力的方式。然而，甜甜的水果就像甜甜的巧克力、蛋糕一樣，吃多了也是會發胖。因此劉媽媽想減肥，就得先停掉水果才行。但這對劉媽媽而言，並不是件容易的事。

幾次回診，劉媽媽都一再表示，她真的不能不吃水果，只要不吃水果，她的便祕就會變得更加嚴重，問我能不能放寬飲食方面的限制，改由藥物加以控制。請想想，就算不吃水果，全素食的劉媽媽從蔬菜中所攝取的纖維質也絕對足夠，為什麼她還會有便祕的困擾呢？在排除腸道方面的發炎、潰瘍、腫瘤……等，所有可能使腸道結構發生病理或型態變化的器質性因素後（例如腫瘤過大壓迫到腸道，影響蠕動），我確認原因很可能只有一個，那就是——自律神經失調。

減肥Q&A

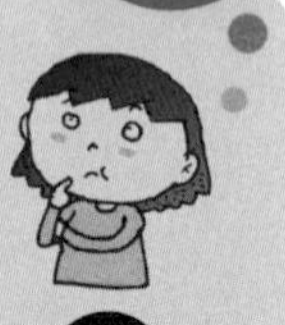

Q 為什麼只吃蔬菜水果也會胖？

不少減肥者將「輕食」、「蔬果餐」當成減重的法寶，但其實這類餐點有一個減肥剋星，那就是沙拉醬。其中，尤其是千島醬的熱量更是驚人，稍有不慎，就會越吃越胖。除了沙拉醬外，蔬菜其實也暗藏玄機。

雖然蔬菜屬於低熱量，甚至零熱量，但它的優點也成了最大的缺點。如果我們只吃蔬菜，身體就沒辦法獲得足夠的熱量，大腦也無法釋放出滿足的訊息，所以我們會一直處在「沒有吃飽」的感覺中，反而更想吃東西，一不小心，就會吃過量。例如隨手拿來充飢的餅乾，很可能二至三片就超過一碗白飯的熱量。

所以我從不建議患者們用輕食來取代正餐，寧可鼓勵大家將正餐吃飽，減少飢餓感。再說，正餐所攝取的熱量，如果以一個便當為例，約莫八百大卡，剛好是身體消化得完，又足以應付日常活動所需的熱量。

壓力和肥胖有什麼關係？

壓力與自律神經失調有什麼關係呢？老實說，關係非常密切。人在自律神經失調時，對壓力的承受能力會普遍下降。同樣的事情以前不會令你感覺焦慮緊張或情緒低落，但自律神經失調時，就可能出現患得患失或格外緊張，甚至連不太重要的約會也會令你有此感受。

以我自己為例，過去我一天看兩個診次，診號跳到一百五十人次是很正常的情況，雖然會感覺疲累，但我在心情與體力上，都清楚知道自己應付得來。可是，在我體重達到最高峰的那段時間，就算看診人數不到一百人，卻讓我感到累壞了，每天只要看到隔天的預約單，心裡就覺得壓力好大好大。

壓力與自律神經失調的另一種關係則更為直接，就是當人面臨過多壓力無法及時排解時，生理的具體反應就是自律神經失調。例如累過頭了晚上反而睡不好，情緒太緊繃就會不停拉肚子或胃痛，一緊張就拚命冒手汗等，這些情況常見於短期的自律神經失調，是誘發自律神經失調的主因之一。

該如何判斷壓力是否已經影響了自己的自律神經呢？其實，個人的主觀感受就是最簡單的判斷指標。**當我們自覺「壓力好大」的次數變多，很可能就是自律神經開始失調了。**

當我們了解壓力與自律神經失調的關係後，就可以進一步理解，「壓力」如何在體內作怪，害人發胖！

壓力讓交感神經停不下來

在正常情況下，自律神經中的交感神經在白天比較活躍，副交感神經則在夜晚比較活躍，以活性來區分，我們可以說交感神經負責上日班，而副交感神經負責上夜班。為什麼白天交感神經會比較活躍呢?因為交感神經在自律神經系統中，是負責衝鋒陷陣的大將，好比汽車油門一般，要讓車子往前跑，就得踩油門；要應付我們白天的作息活動，例如工作或學習，就得讓交感神經主掌大局。也因此，白天的我們看起來總是精神奕奕，充滿活力與幹勁。

為了讓交感神經在白天該亢奮的時候亢奮，這時就得靠內分泌的協助，特別是腎上腺素（epinephrine）與正腎上腺素（norepinephrine），而這兩種內分泌，恰好與壓力有著密切關聯。

壓力會促使腎上腺素跟正腎上腺素的分泌，同時讓交感神經相對亢奮。所以人在認真工作或學習的時候，精神會比在休息時略為緊繃，因為適當的壓力有助於我們集中精神，發揮應有的水準，把事情處理好，此時我們的心跳會比較快、血壓會略高一點，代謝循環的速度也會偏快一些些，這些都是自然而然的現象。但你可能會覺得奇怪，看起來壓力似乎有助於熱量的消耗，理論上體重應該會減輕才對，為什麼我反而說，壓力與自律神經失調會讓人變胖呢？

事實上，壓力分成「短期」與「長期」壓力，會對自律神經產生顯著影響，且進一步導致失調與肥胖的，通常屬於「長期壓力」。一般來說，短期壓力在生活中比比皆是，失戀、失業、期末考試、年度考核，甚至是嬰兒的哭鬧聲、小狗的吠叫聲、下班車潮中的喇叭聲等，都可能讓人感受到短期壓力，並讓自律神經啟動防禦機制，使交感神經格外活躍。但只要事過境遷，自律神經便會回復到正常狀態。但長期壓力就不同了，它會如影隨形地纏住我們。想像一下，如果在路上聽到一兩聲尖銳且音量不小的喇叭聲，可能會讓我們短暫不舒服，是為短期的壓力，那麼長期壓力就是有人長按喇叭不放，讓這種可怕的聲音持續灌爆你的耳膜。

一旦我們長期處在持續緊繃的情況下，交感神經便會日以繼夜的加班，副交感神經卻一直沒機會上場，兩者無法在恰當的時候進行交接，時間一久，自律神經自然就失調了。

真正的幕後黑手——壓力荷爾蒙

我們人體長期處在壓力下，會促使腎上腺素長期分泌。先前提過腎上腺素遇到壓力時會讓人體出現心跳加速、血壓上升、全身肌肉處於緊繃狀態等現象，一旦我們長期處於這種情況下，身體健康就會出問題，而通常最先吃不消的就是心血管。為了不影響生存運作，持續維繫生命，心血管會產生另一套保護機制，也就是當持續處在壓力下，腎上腺素分泌過多時，內分泌系統會下令增加分泌另一種荷爾蒙——可體松（cortisol），用以協助處理龐大的壓力，而這可體松正是讓人肥胖的幕後黑手，也是長期處於高壓狀態的人瘦不下來的主要原因。

可體松又稱為「腎上腺皮質醇」，和「腎上腺素」、「正腎上腺素」合稱為「壓力荷爾蒙」，三者對壓力各有不同的處理方式，後兩者擅長處理緊急情況，而可體松則習慣於長期抗戰。**它的主要作用是對大腦發出「囤積脂肪」的信號**，盡可能將攝取到的熱量轉化成脂肪儲存，以備不時之需，而特別偏好的位置是內臟周圍，所以此類型的肥胖者，往往會有明顯的大肚腩。

換句說話，可體松是非常沒有安全感的壓力荷爾蒙，為了盡可能達成「囤積脂肪」的目標，**可體松還會促使胃細胞分泌飢餓素**（ghrelin），讓它不停釋放出：「我好餓，我還要吃」的訊息，**因此我們往往會吃下遠比實際「需要」更多的熱量**，好讓可體松有更多脂肪能囤積。

無論是因為自律神經失調而導致抗壓力下降，或者是因為壓力過多而使得自律神經失調，可以確定的是，倘若平時不能有效宣洩壓力，讓自己長期像個壓力鍋，那麼身上的脂肪將會越囤越多，想要成功甩肉，恐怕就沒那麼簡單。

減肥Q&A

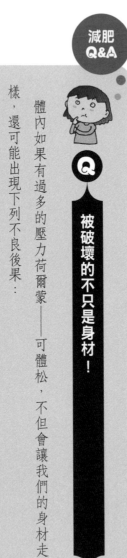

Q 被破壞的不只是身材！

體內如果有過多的壓力荷爾蒙——可體松，不但會讓我們的身材走樣，還可能出現下列不良後果：

- 大量掉髮
- 免疫力下降
- 睡眠品質不佳
- 容易感覺疲倦、不易恢復
- 學習力與記憶力降低

壓力會讓口味越來越重

現在我們知道了壓力會刺激腎上腺素、正腎上腺素（短期壓力），以及可體松（長期壓力）的分泌，也知道可體松會透過飢餓素，間接欺騙我們的大腦，對它不斷發出「給我食物」的訊號，因此我們會在不知不覺中吃進過多的熱量，累積大量脂肪。但壓力的後遺症還不僅於此，它還會改變我們的口味偏好，讓我們開始愛上重口味。而重口味食物對健康與身材的破壞力，正是「壓垮駱駝的最後一根稻草」，破壞體型的大魔王。

當壓力一波波來襲，在我們的大腦還來不及反應時，自律神經早已啟動一連串反應，除了前面說過的心跳加速、血壓上升、肌肉緊繃之外，還有許多人體無法感受到的更細微的反應，包括瞳孔放大、唾液暫停分泌、呼吸速度變快、毛孔緊縮、腸胃停止蠕動等等，這些連鎖反應的過程，醫學上稱為「戰或逃」（Fight or Flight），也是祖先留給我們的基因記憶。

遠古時期的人類經常得面臨急性壓力，像是意外受傷、遇到野獸、戰爭等等，因此自律神經會把身體調整到負荷最低、應變能力最高的狀態，瞬間決定到底應該選擇正面迎「戰」，還是轉身「逃」跑。

「戰或逃」的機制原本是要用來對付急性、短期的壓力，可是現代人的生活模式和遠古時代的人已經大不相同，壓力經常長時間存在，例如一天上班八小時都處在「戰或逃」的狀態下，因此人容易感到疲倦，但我們又不可能關掉這原始的「戰或逃」機制，因此人類的生物本能會下意識選擇「適時宣洩壓力」。

洋芋片一口接一口，其實不是意志力不夠

「適時宣洩」的確是面對壓力的好方法，儘管每個人的能力不盡相同，但我們的確生來都有對抗壓力、處理壓力的能力，其中，最直接快速的方法就是「吃」，特別是吃高脂肪、高糖分、高鹽分的三高飲食。因為這些**重口味的食物，可以活絡自律神經當中的副交感神經，讓人感覺放鬆**，就好比吃巧克力會使人心情愉快一樣。而我們的身體會記住這種經驗，下回當壓力再度來襲，為了快點解決它，身體便會依循本能，下意識的從這些容易讓人發胖的食物中尋求慰藉。

這也是為什麼減肥的人就算理智上知道，鹹酥雞、麻辣鍋、泡麵、洋芋片、炸

薯條、蛋糕、冰淇淋等都是破壞減肥計畫的地雷食物，但就是沒辦法抗拒。現在你知道了，其實，並非我們的自制力真的那麼差，**壓力型肥胖者之所以無法遠離垃圾食物，說穿了，就是壓力在作祟！**

另外，長期的壓力還會促使「神經胜肽胸Y」（Neuropeptide Y, NPY）物質分泌，它會對著我們呼喊：「我要高糖、高碳水化合物」，為了滿足它，我們容易在不知不覺中，自動將蛋糕、馬卡龍、泡芙等食物送進嘴裡。更可怕的是，神經胜肽胸Y會促使脂肪細胞增生，也會造成脂肪細胞附近的血管增生，讓體內的脂肪細胞日漸茁壯，成為所有減肥者最大的噩夢。

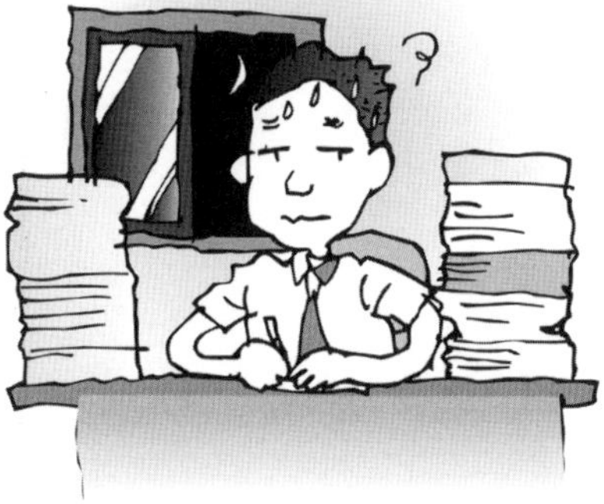

壓力會讓人口味越吃越重、食物一口接一口。

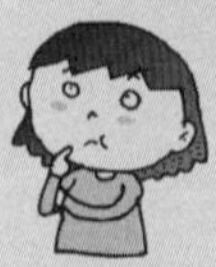

Q 什麼人比較會出現自律神經失調？

通常自律神經失調跟環境壓力、體質、個性、生活習慣都有關。

● **環境壓力**

環境壓力是引發自律神經失調的主因，也是我臨床門診中的最大宗。尤其是抗壓性較差的人，容易因各方壓力而引爆自律神經失調問題。

● **體質**

天生體質引起的自律神經失調較少見，這類型的人通常體質虛弱，成長過程較多病。好在體虛所引起的自律神經失調，通常並不嚴重也相對容易調整。

● **個性**

追求完美、個性急躁、過度壓抑、容易因小事煩心的人，比較容易有自律神經失調的問題。想要避免自律神經失調，還是得從根本做起，調整自己的想法，同時放慢生活步調。

● 生活習慣

自律神經的運作有自己的一套節律，交感神經在白天比較活躍，副交感神經則在夜晚比較活躍。作息不正常、日夜顛倒等生活習慣，會破壞自律神經的節律，長期下來易引發自律神經失調。

此外，研究發現，自律神經會受到女性荷爾蒙濃度變化所影響，生理期前後與更年期等特殊時期，女性荷爾蒙變化較劇烈，這時自律神經有可能受到影響，進而出現短暫失調現象，但並非絕對。

郭醫師貼心話

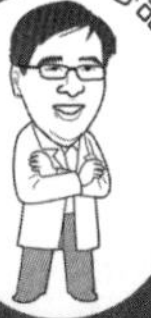

除了壓力外，導致減肥失敗的自律神經失調原因還有哪些呢？接下來我將告訴你，另一個現代人最常見的困擾——失眠。失眠和減肥到底有什麼關係？請繼續看下去。

CH3

你所不知的肥胖元兇（二）：失眠

我的肥胖患者中，有八成以上的人都合併有失眠的困擾，而失眠患者中也約有六成左右的人體重超標。到底是「失眠導致肥胖」亦或是「肥胖導致失眠」，這問題就像「先有雞還是先有蛋」一樣無解。不過我可以非常確定，不論是失眠還是肥胖，都有一個共同的交集，那就是——自律神經失調。

減肥迷思——運動量大就不會胖？

相信你一定曾聽過這種說法：「減肥無他法，唯有『少吃多動』而已。」但真的每天勤做運動，人就不會胖嗎？從特戰退役的陳先生會告訴你，事情根本沒有這麼簡單！

陳先生從特戰部隊退役不過一兩年，身材就嚴重走樣，他在初診時跟我說，之所以下定決心前來我的診所減肥，除了鄰居口碑推薦外，最重要的原因是，某日在路上遇見當兵時的同僚，才幾個月沒見，對方竟無法第一時間認出他，讓他相當尷尬，也有了「減肥」的決心。

我不知道陳先生說的「才幾個月」裡，到底有多大變化，但從初診所填寫的資料表來看，陳先生在短短不到兩年的時間就足足胖了二十六公斤，體重一下子升到九十四公斤，腰圍更從標準精實的二十九吋，膨脹成三十八吋！身材從精壯的魔鬼筋肉人，便成肉肉的米其林，難怪舊友會一時認不出來。

因為他是軍人出身，所屬部隊又是最講求體能的特戰單位，會不會是退伍之後運動量少了，食量卻沒少，所以才導致肥胖呢？但陳先生斬釘截鐵的說：

「運動已經成為我的生活習慣了，一天不運動就會渾身不對勁！」

「我每天早晚加起來至少跑二千（公尺），假日還會去騎單車或登山。」

「看電視的時候也沒閒著，會做一些地板動作或重力訓練，加強肌肉耐力。」

聽陳先生這麼說，我很確定陳先生的運動量絕對不會少到使他發福。事實上，從減肥醫師的角度來看，我甚至覺得陳先生的運動量「太多了」，多到可能會影響他的健康，例如造成關節的負荷、心血管的負荷等。請想想，同樣一副骨骼，卻多背上二十六公斤，就連走路也會覺得有負擔，更別說是劇烈的跑步了。

長久的運動習慣，為什麼沒有讓陳先生變得健康或苗條，反而體重越來越重，體能越來越差呢？還有，既然運動沒有讓他保持身材，為什麼陳先生還要堅持運動呢？我記得他是這麼對我說的：「運動這麼勤還是胖，如果不運動，豈不是會胖得更不像話，所以運動是絕對不能停的！」

你是不是也跟陳先生一樣篤信運動可以減肥呢？請問你靠運動一個月曾經成功瘦下幾公斤？又維持多久不復胖呢？如果你和陳先生一樣，即便每天都跑得氣喘吁吁、汗流浹背，體重計上的指針卻從未往下掉，可曾想過問題究竟出在哪裡呢？

真正的肥胖因子——失眠

俗話說：「無風不起浪」，脂肪絕不會無故在身上堆積，因此「解鈴還須繫鈴人」，要解決一個問題，總得知道問題的根源在哪，而臨床經驗告訴我，致胖因子通常來自生活型態的改變。從退伍到發胖，陳先生的生活並不如他自己想像的那樣沒有變化，起碼從初診問卷中，就有一項明顯的改變是他沒有察覺的，那就是他的睡眠時數持續下降，因此我推估，「睡眠不足」可能就是陳先生無論怎麼動也瘦不下來的主因。

退役後的陳先生轉到保全公司任職，需要參與三班制的輪值，這和過去作息正常的軍旅生涯大不相同。起初他有些不適應，一個月中總有幾天感覺自己特別容易累，另外幾天又特別容易亢奮，胃口也是時好時壞，但經過一段時間之後，身體似乎開始適應了，陳先生自己的說法是：「我的身體好像培養出新的規律了，有了跟以前不一樣的生理時鐘。」

然而，從我的立場來看，陳先生其實已經有明顯的失眠症狀：淺眠、多夢、難以入睡、夜間醒來次數增加、總睡眠時數減少等。失眠是什麼？許多人都以為「一夜無眠到天光」才算失眠，但其實根據精神醫學的定義，躺在床上三十分鐘內無法入睡、睡眠中斷超過三十分鐘、比預期時間更早清醒，或者睡醒之後感覺沒睡飽等等，都稱為「失眠」。

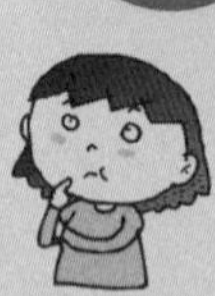

Q
為什麼胖子不適合靠運動來減肥？

上述的失眠症狀，其實大多數的人或多或少都有過，只不過有些人的失眠是偶發性的，像考前太過緊張、明天要出國旅遊等，只要令我們情緒起伏過大的原因消失了，失眠自然會不藥而癒。有些人的失眠是陣發性的，有特定的頻率，例如某些女性會在生理期來臨前失眠，生理期一過便恢復正常。然而，也有不少人是像案例中的陳先生一樣，雖然睡得著，但睡眠品質不佳，且持續超過一個月以上，成了「慢性失眠」。

我的**肥胖患者中，有八成以上的人都合併有失眠的困擾，而失眠患者中也約有六成左右的人體重超標**。到底是「失眠導致肥胖」亦或是「肥胖導致失眠」，這問題就像「先有雞還是先有蛋」一樣無解。不過我可以非常確定，不論是失眠還是肥胖，都有一個共同的交集，那就是——自律神經失調。

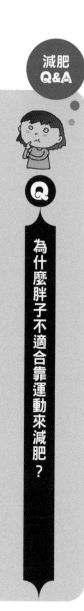

常聽人說運動有不少好處，而且想要減肥就應該多動。但是你可曾想過，運動真的可以減肥嗎？

以體重九十四公斤的陳先生為例，若用時速九公里的速度慢跑三十分鐘，約可消耗三百三十大卡，差不多是兩片鮮奶吐司、一碗滷肉飯或一小包薯條。

每周跑三天，持續一個月大約可以消耗三千九百六十大卡，將近〇．五公斤，但前提是必須維持時速九公里的速度，且持之以恆，中途如果放棄了，那珍貴的〇．五公斤隨時都會再回來。

而且，按照陳先生的身高與年齡計算，他的標準體重應落在六十五至六十八公斤間，雖然這多出來的二十幾公斤，在運動時會讓他多消耗一些熱量，但在運動過程中，卻也讓陳先生的骨骼關節承受更大的負荷，加上因肥胖引發的代謝問題，也會讓陳先生的熱量消耗不如預期。因此運動對肥胖者所帶來的好處，往往不及它所造成的傷害，這也是我之所以不贊成運動減肥的因素。

至於人何時才需要運動呢？我認為是成功瘦身之後。屆時運動的目的將是鍛鍊肌肉，幫助雕塑身形，讓人瘦得更健美，同時也不容易復胖。

失眠和肥胖有什麼關係？

自律神經失調的人，無論長期症狀或短期現象，在交感神經與副交感神經失去協調時，通常都會出現失眠反應。誠如壓力與自律神經失調可能互為因果，失眠與自律神經失調也一樣；換句話說，自律神經失調會導致失眠，而失眠也可能導致自律神經失調。

失眠，簡單的說，就是睡不著、睡不好，但其實失眠也有不同型態。比方有人是神智清明的一夜無眠到天光；有人是昏昏沉沉半醒半睡，或者一整個晚上不停的做夢；也有人像以前的我一樣，明明已經很累、很需要休息，卻怎麼樣也睡不著。

為什麼會有這麼多不同的失眠型態呢？其實這也和自律神經失調的狀態有關。負責衝鋒陷陣的交感神經，在該退場的時候不退場，而負責舒緩情緒、讓人放鬆的副交感神經也不好好作用，就可能讓人一夜無眠、張大眼睛等太陽出來。如果兩者都搶著要表現，互不相讓、同時作用，就好像是在你睡覺時大吵一架，自然會讓人半睡半醒、睡不安穩。最後一種情況就是兩者都放假去了，既沒有交感神經來提振精神，也沒有副交感神經來平靜放鬆，才會有「明明很累，卻睡不著」的情況。

先了解是哪種型態的自律神經失調造成失眠之後，才能進一步找出失眠導致肥胖的真正原因。

睡不飽就永遠吃不飽！

根據統計，飽受自律神經失調困擾的人，約有七成的人同時也飽受失眠之苦。長期睡眠不足，不但會造成嚴重的健康問題，如糖尿病、高血壓、冠心病等等，也和「肥胖」大有關係。研究發現，失眠者對食物往往有異常高度的需求，**為什麼睡眠不足，會讓人有大吃一頓的衝動？原因其實也是出在自律神經上！**

人類維持生命的兩大主要需求是

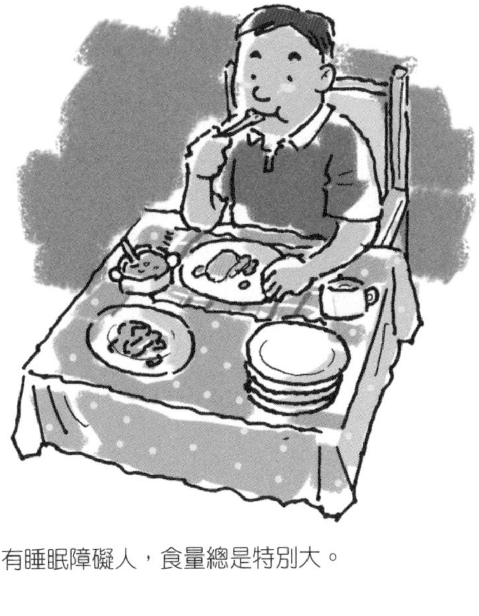

有睡眠障礙人，食量總是特別大。

「吃」與「睡」。透過「吃」，我們獲得熱量，因此才有體力進行各項活動（無論在身體內外皆然），而「睡」則能讓我們保存能量，並透過休息來修補身體，例如緩解疲勞或啟動免疫與自癒能力。這兩大需求缺一不可，也像是自律神經中的交感神經與副交感神經一樣，彼此緊密搭配。當其中一種需求無法滿足身體所需時，負責穩定身體內部環境的自律神經，就會提出要求，希望另一種需求跟著進行調整，確保生存無虞。因此，當我們睡不好，身體無法透過休息獲得良好修補，或者無法好好保存能量時，自律神經就會要求我們多吃一點，透過「吃」來補充能量，藉以維持生理運轉之所需。這也是為什麼有些長期失眠或有睡眠障礙的人，食量總是特別大，似乎永遠吃不飽，就算是短期狀態，只要前一晚睡得少，隔天也比較容易暴飲暴食。**研究統計，睡眠不足者，每天會多攝取約莫五百大卡左右的熱量！**

真正的幕後黑手——越吃越多的飢餓素

除了上述原因外，**失眠導致的內分泌變化，也是促使人過度進食的原因。**原本在深層睡眠時，人體會分泌抑制食慾的瘦體素（leptin），一旦睡不好的話，瘦體素就會減少分泌，加上缺乏睡眠時會大量分泌促進食慾的飢餓素（ghrelin），此消彼長下，我們自然會感覺飢腸轆轆難以忍耐，於是大開吃戒。

瘦體素又稱為瘦素，是從脂肪細胞分泌而來，以多種胺基酸為組合成分，和我們先前介紹過的可體松一樣，具有混淆視聽的能力，它會影響人體對「要不要進食」的判斷。正常情況下，當我們進食後，瘦體素會釋放出來，告訴那些會引發食慾的神經胜肽脢Y：「夠囉！已經吃飽了！」阻止我們繼續進食，稱職地扮演它的本分，抑制食慾，讓我們「瘦」。（關於瘦體素與飢餓素，我將在第四章「你所不知的肥胖元兇（三）：「內分泌失調」中詳細介紹。）

人體除了在進食後會釋放瘦體素外，睡眠時也會大量釋放，讓我們不至於睡著睡著就餓醒。根據研究，睡眠不足的人體內瘦體素會減少兩成，所以大腦就容易「不知道飽」，讓我們過度進食，超出所需的熱量就變成肥肉，一層一層爬上腰臀與大腿。

看到這裡，聰明的讀者大概會想：「那麼，我是不是直接改善睡眠問題就行了？」這麼想只對了一半，除了改善睡眠問題之外，仍然需要透過其他方式來減肥。

因為肥胖者多半有「瘦體素阻抗」的問題，就是他們身體中的瘦體素並沒有特別少，甚至比一般人還多，但這些瘦體素卻失去了作用，無法發出「吃飽了」的訊號，來號令神經胜肽脢Y停止進食。因此我會建議有肥胖與失眠雙重困擾的人，應該雙管齊下，以提升減肥效率。

減肥Q&A

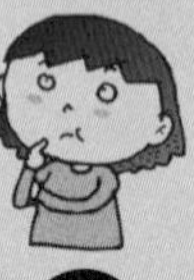

Q 什麼是飢餓素？

飢餓素又稱胃肌素，是由胃細胞做主分泌的荷爾蒙，可以促進胃部蠕動。顧名思義，當這種激素大量分泌的時候，會刺激我們的食慾，讓人感覺飢餓必須進食，若刻意節食不吃，反倒會加重飢餓素的分泌。美國康乃爾大學的研究顯示，睡眠時間與飢餓素的分泌有明顯的反向關係，也就是說，當我們睡得越少，體內飢餓素就分泌越多，對體重控制來說絕對不是好消息。

為什麼睡不著的時候，特別想吃不該吃的

「躺在床上都幾個小時了，翻來覆去，還是一點睡意也沒有。明明肚子不怎麼餓，但就是好想吃東西，而且還特別想吃高熱量的，算了！乾脆起來吃一點好了，吃飽說不定會比較好睡，減肥等睡醒之後再說。」

有將近半數的失眠患者，曾在診間跟我說過類似的話，雖然主角不同，但場景和事件的相似度卻很高，顯然這就是不少失眠者的實際生活寫照。而在這些人當中，九成以上體重都超標，明顯肥胖的人也超過半數。問他們知不知道自己為什麼會胖，大多數的人都了然於心的說：「當然，睡到一半爬起來大吃大喝，怎麼可能不胖？」

是的，睡到半夜居然爬起來吃喝一頓，當然會發胖，但是大家似乎不曾想過，為什麼是起來吃，而不是起來做其他事情呢？

其實，會半夜爬起來吃東西的真正原因，是因為交感神經搶了副交感神經的舞台，而吃東西，特別是吃高熱量、高油脂、高糖分的食物，就能快速讓兩者產生交替，以便產生睡意，換得片刻好眠。是的，只有「片刻」好眠，因為過度亢奮的交感神經只是暫時被壓抑罷了，而敏感度不足的副交感神經，也只是在食物進入體內的化

學反應之下短暫起了作用，當食物所產生的影響力消失後，短暫的協調也就消失了。

失眠者最難抗拒的誘惑——甜食

「不知道為什麼，當我情緒低落時，吃一塊蛋糕、喝一杯熱可可，好像真的能重振精神耶！」

相信很多人都有同樣的感受，特別是女性讀者。但別忘了，對想減肥的人來說，甜食是大忌，應該要遠離甜食，例如麵包、蛋糕、小西點等。原因很簡單，這些甜滋滋的食物並沒有什麼減肥者所需要的營養成分，卻有高熱量且非常容易讓人發胖。不過，這道理說起來簡單，很多時候卻偏偏很難辦到。如同壓力會讓人想吃重口味的食物一樣，人

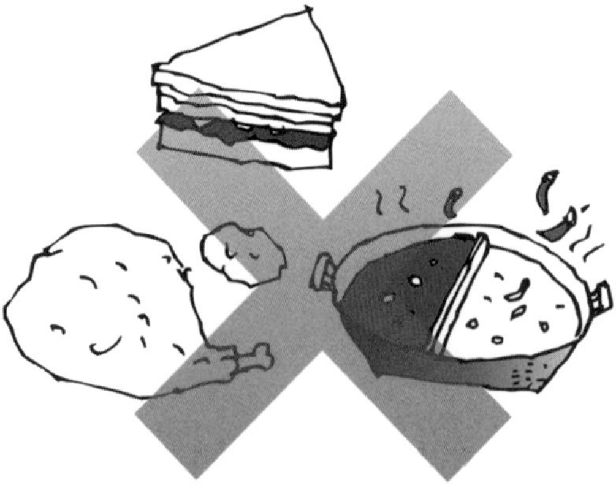

高熱量、高油脂、高糖分的食物，是減肥時的大忌。

在情緒低落時，也會特別想吃高糖分、高油脂的食物。而失眠就跟情緒低落一樣，都會讓人向甜食靠攏，這和大腦中的「血清素（serotonin）」濃度高低有關。

很多人都知道血清素是「快樂荷爾蒙」，能舒緩不安、急躁的情緒，帶來幸福感，但卻不知道其實血清素也會影響食慾。人在情緒低落時，大腦中的血清素濃度含量低，因此我們會想要透過「吃甜食」來提振精神與情緒，而**睡眠不足會影響大腦儲存血清素，當血清素濃度不足時，食慾就被勾起了。**

但為什麼會特別想吃甜食呢？主要是因為我們吃下精緻澱粉、高糖、高油所製成的食物後，會快速分泌胰島素（insulin），並幫助體內色胺酸進入細胞中（色胺酸是製造血清素的原料），轉換成血清素。但其實高蛋白質食物才真正富含色胺酸，因此當體內血清素濃度低時，最好的方法是補充優質蛋白質！

小心！吃甜食會讓你越減越肥

吃甜食或許能讓我們暫時感到愉悅，不過，這其實是個治標不治本的作法。甜食有驚人的高熱量，這點無庸置疑，但甜食對肥胖之所以有害，不單單是因為吃下多少熱量，而是嗜甜容易成癮。

甜食是高升糖指數食物，簡單來說就是吃下這類食物後，血糖會在很短時間內急速上升，但過高的血糖有礙身體健康，胰島素可不會放任這些糖分長時間在血液中四處遊走，於是它們會招兵買馬，出動更多胰島素來收拾這些糖分，讓血糖值回歸正常。那麼這些糖分該往哪裡去？它們會被送到全身上下的器官、組織，以供利用，要是分配不完的，就通通當做脂肪囤積起來。聽起來是不是很恐怖？但可怕的還不止於此。

正常狀態下，我們進食後，胰島素平穩血糖的作用應該是緩慢而長時間的，因此血糖會慢慢升高，再藉由胰島素慢慢下降。可是精緻甜食的糖分大多是特別好吸收的單醣，因此一下子就全部四散在血液中，原本慢條斯理的胰島素會慌了手腳，釋放更多胰島素，一起來對抗血糖。這下可好了，三兩下血糖被收拾光光，但胰島素仍在持續作用，高喊著：「我們是長效型的！」沒錯！它們是會將原本急速上升的血糖，在短時間內降到低於正常值，但血糖過低的結果就是，你會突然感覺好餓好餓，而且是必須立刻進食的那種飢餓。當你反覆在「餓」、「吃」、「餓」、「吃」的循環中，肥胖自然是必然的。

失眠還會導致代謝變慢

吃得比平常多已經是最糟的嗎？不，更糟糕的是，吃得多又代謝得少！失眠，除了會造成嗜吃甜食外，還會讓我們的新陳代謝率明顯下滑，胰島素的作用也會跟著失調，血糖不易維持平穩的後果，就是促使身體啟動防禦機制，讓脂肪在我們不知不覺的狀態下快速囤積。因此，**所有減肥者都應該認真看待睡眠問題，與其想著怎樣吃少一點，倒不如思考一下，如何讓自己睡好一點**。這樣才能避免「睡不好」為減肥過程帶來的種種挫敗感——瘦不下來，以及可怕的壞消息——越減越肥。

減肥Q&A

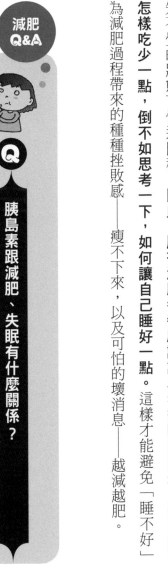

Q 胰島素跟減肥、失眠有什麼關係？

為什麼減肥會提到胰島素呢？其實它不但管理你的健康，也決定你的體重喔。

胰島素最主要的功能是幫助身體儲存並利用葡萄糖，因此在我們進食後，血液中的葡萄糖濃度會提高（尤其在你吃了大量的碳水化合物後，濃度會更高），這時胰島素會大量出現，幫忙將各種醣類、澱粉分解成葡萄糖，再把葡萄糖從血液中送到肝臟、肌肉、脂肪，以及其他細胞，讓身體擁有足夠的能量。

雖然胰島素會將葡萄糖轉化成脂肪酸，在體內以脂肪的形式儲存起來，不過，在正常情況下，這並不會讓我們肥胖，只要身體的血糖濃度經常維持在相對低點，脂肪便容易被當作能量消耗掉。可是，睡眠不足的人可就不能這麼放心囉！研究顯示，睡眠不足的人血液中葡萄糖濃度會上升（因為壓力荷爾蒙的關係），體內會分泌更多的胰島素，這時候身體會默默增加儲存脂肪，體重也就跟著默默上升了，因此千萬別低估失眠對體重的影響力。

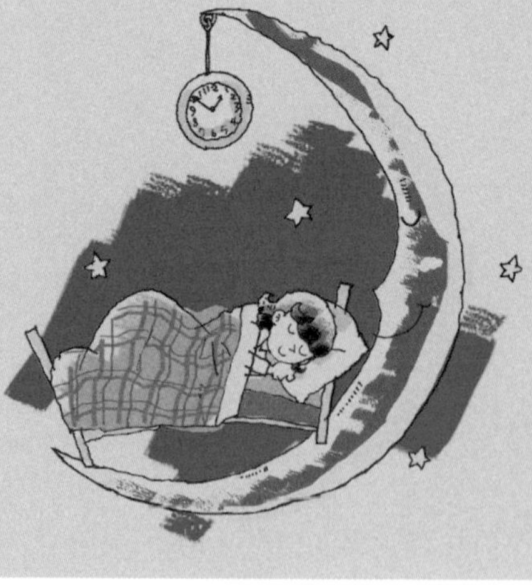

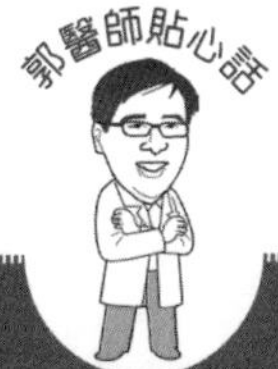

失眠和前一章節的壓力一樣，都是容易被我們忽略的減肥大敵。事實上，不論是壓力還是失眠，其背後都隱藏著一個真正不易發現的減肥剋星，那就是——內分泌失調。接下來，下一章節我將告訴你，為什麼內分泌失調會讓你越減越肥。

CH4 你所不知的肥胖元兇（三）：內分泌失調

節食真的能減肥嗎？很可惜，這方法在有些人身上有用，有些人身上就是沒有用。到底為什麼會有這樣的差別呢？其實很大的原因在於內分泌失調，和你吃得多寡無關。如果你明明是小鳥胃、每餐都只吃一點點，卻連喝水、呼吸都會胖，那麼你可能就要思考，自己是不是內分泌失調引起的肥胖了。

減肥迷思——減少熱量就能瘦身？

有人說，肥胖是因為體內熱量過剩，因此想要減肥，應該只要少吃或者是吃熱量沒那麼高的食物便能成功瘦身吧？很可惜，這樣的邏輯在某些人身上或許行得通，但大多數曾經靠節食來減肥的人，都曾有過這樣的抱怨：

「節食一點用也沒有！我吃得超少，還不是一樣胖！」

「我其實吃得很少，但都不會瘦，只要稍微正常一點吃，立刻就胖，氣死人了！」

「我老公都說我喝的水、吸的空氣一定特別營養，不然怎麼會明明沒怎麼吃，卻瘦不下來！」

來我診間尋求減肥治療的吳小姐，就是一個最好的例子。

第一次在診間見到吳小姐時，我有些吃驚，因為她雖然看起來有些圓潤豐腴，但感覺跟肥胖還挺有距離的，不過當我低頭看見她的資料，就明白她為什麼得來減肥門診了。一百六十公分的身高，堪稱標準，體重六十公斤……約略偏高，體脂肪率……三十五！這就太超過了，很顯然，吳小姐就是時下所稱的「泡芙系女孩」。

所謂的泡芙系女孩是指外表看起來只是微胖，甚至根本不胖，但身體的體脂肪率卻與外在不相襯，偏高或者嚴重超標。典型的泡芙系女孩通常在飲食上會有某些偏好，請各位讀者也一同檢視看看，看自己符合幾項？

減肥Q&A

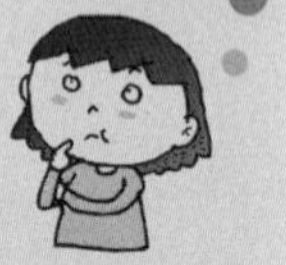

Q

我是不是「泡芙人」？

□常常和朋友聚餐，一周至少一次，有時甚至高達三次以上。

□喜歡吃涮涮鍋、燒肉、麻辣火鍋或漢堡薯條等高熱量的餐點。

□無論正餐吃了七分飽、九分飽還是飽到撐，肚子裡永遠有飯後甜點的位置。

□因為喜歡餐點豐富而多樣化，所以「吃到飽」式的店家往往是優先選擇。

□常有人說你口味重，或者常覺得食物淡而無味，喜歡偏甜或偏酸。

□喜歡名稱裡有「酥」字的食物，如蛋黃酥、奶酥、叉燒酥、酥皮濃湯……等。

上述表格你吻合幾項呢？吻合度越高的讀者越要恭喜你，你想要瘦下來並不難，起碼會比案例中的吳小姐容易，因為你只需要節制飲食並調整飲食內容，應該就能成功一大半。但是，有許多需要求助減肥門診的患者就沒那麼幸運了，這些患者以女性居多，她們和吳小姐一樣，並沒有上述的飲食習慣，卻仍然肥胖如泡芙。

我還記得當時她的回答，充滿哀怨：

「醫師，那是我很久很久以前才那樣吃。我覺得自己胖得好冤枉，其實我沒有特別愛吃，吃得根本很少，明明就是人家說的小鳥胃啊！不過我並不是因為要減肥所以刻意不吃，而是根本沒什麼食慾，看同事們大吃大喝我也很羨慕，但是好奇怪，為什麼有的人吃這麼多也不會胖，我吃這麼少卻還是一樣肥，老天真不公平。」

根據吳小姐的自述，年約三十五歲的她，大約已胖了十年，自大學畢業後，纖細的身材日漸走樣，工作三年就多出六公斤。當體重第一次達到五十五公斤時，她嚇壞了，開始認真控制飲食，但體重始終沒有降回去。甚至在這幾年間，又持續胖四公斤，眼看就要再創歷史新高，衝破六十大關了，於是她無奈的說：「難道要我不吃不喝嗎？」

你也有吳小姐的困擾嗎？其實，吳小姐在接受我的治療後，大約花了十個月的時間，就成功甩掉了她十年來怎麼減都減不掉的十公斤。也就是說，只要用對方法、拋開迷思，你就有機會像吳小姐一樣，找回過去美好、輕盈的身材。

真正的肥胖因子——內分泌失調

到底是什麼原因讓吳小姐胖了十年呢？我開始透過問診了解她生活的細節。原來設計系畢業的她，第一份工作是廣告公司的設計助理，經常被客戶改稿、催稿，工作的壓力相當大。而沒日沒夜的瘋狂加班，更打亂了她的日常作息，這種不規律的生活持續了將近一年，終於徹底打亂了吳小姐的代謝機制：她的生理期開始不準、臉上冒出無數小痘痘，並伴隨貧血、手腳冰冷、容易暈眩、胸悶、呼吸急促等多種大小症狀。

身體的警訊讓她開始正視健康問題，一方面調整作息，一方面也主動求醫。從婦產科到皮膚科不知看了多少回，可是病情始終反反覆覆，從西醫看到中醫，只說是內分泌失調，但吃了藥還是沒有改善，更糟糕的是，她從這時候開始越來越胖！

從第二章劉媽媽的例子中，我們知道壓力會導致肥胖，但很多人不知道，忙碌的生活與三餐不定時，也會造成代謝異常、導致肥胖！站在醫師的立場我想提醒大家，像吳小姐這樣的案例，其實還有比肥胖更值得注意的健康問題。我們人體的代謝一旦不好，身體全身上下都會出毛病，這也是吳小姐之所以沒元氣，大小病症不斷的原因。嚴重的代謝異常，如果影響腸胃蠕動，就會害我們消化不良或便祕腹瀉；影響心跳節律，會害我們心律不整或血壓偏高；影響免疫系統，則可能使我們容易感冒生病等，這樣嚴重的代謝異常，其實還有另外一個正式的名稱，那就是——自律神經失調。

減肥Q&A

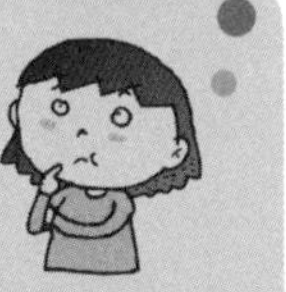

Q 為什麼代謝不好會發胖？

所謂代謝，指的就是有進有出、新舊交替。一旦人體的交換機制出了問題，比方說熱量進來的比出去的還多，人就會發胖；反之，熱量進來的比出去的還少時，人就可能消瘦，這就是為什麼代謝異常的人，在身材方面容易有過胖與過瘦兩種極端。但根據臨床統計，代謝異常者中，過胖的比例遠高於過瘦，可見熱量只進不出的情況較為普遍。

為什麼熱量容易進不容易出呢？其實原理很簡單。我們人體在正常狀態下，飲食、工作、休息、睡覺會有固定的節奏，因此身體知道什麼時間可以補給熱量（進食），什麼時間需要按照身體活動的強度，輸出相對應的熱量，比方工作時熱量消耗的比較快且多，睡覺時消耗的比較慢且少。可是一旦我們破壞既定的生活節奏，在應該獲得熱量補給的時候，我們沒有攝取食物把熱量送進體內；在不該提供熱量的時候，偏偏大吃大喝，就會讓人體的代謝機制產生混亂，經過一段時間之後，為了確保身體有足夠的熱量可以使用，代謝機制會自動「開源節流」，先降低身體各器官組織、活動所需要的熱量（節流），並把所有送進身體的熱量盡可能地保存起來（開源）。如此一來，我們身體的熱量就形成了所謂的「只進不出」，也就是像吳小姐那樣，明明吃得非常少，但所有吃進去的熱量都滯留於體內，轉化為脂肪儲存，人自然就越來越胖了。

內分泌失調和肥胖有什麼關係？

說到我們身體這副臭皮囊，我們會想到的不外乎骨骼、皮膚、頭髮、五官、四肢、臟器等等。不過，除了這些具體、肉眼可見的器官與組織外，人體裡還有兩個非常重要的系統在默默運作，那就是「神經系統」跟「內分泌系統」。

神經系統與內分泌系統，是讓我們在變動的環境中，可以隨時感受變化、做出調整，以穩定維持生理活動正常，並保護身體的兩大功臣。從特性上區分，神經系統負責「快速」調節工作，而內分泌系統負責「緩慢」調節工作。例如，當你快被火燒到時，神經系統會控制肌肉，讓你快速縮手；而內分泌系統則是默默幫助我們長胖、長高、長肌肉。

神經系統跟內分泌系統有時候會攜手合作，有時候會相互制衡，彼此的關聯建立在複雜的神經纖維，以及其他細胞組織連結上。本書中反覆提到的自律神經，正是神經系統的一部分，而內分泌系統則是另一套貫穿全身上下的腺體，它會釋放荷爾蒙（又稱為激素），這些荷爾蒙透過血液輸送到特定的器官組織，發揮調節的功效，讓身體可以運作正常。看似獨立的自律神經跟內分泌同時都受大腦下視丘的控制，因此彼此間隱藏著不小的連動關係，這也是為什麼長期自律神經失調，會容易引發內分泌失調的原因。

下視丘是自律神經的中樞，除負責控制並協調自律神經系統外，它還有一份很重要的工作：透過神經系統分泌、釋放化學物質到腦下垂體。腦下垂體又是什麼呢？它是內分泌系統的中樞，位於下視丘的下方，外型呈橢圓形，大小大概就一顆黃豆這麼大而已（見圖4-1），但可別小看這顆小小的黃豆——腦下垂體能分泌多種我們耳熟能詳的荷爾蒙，像是泌乳素（prolactin）、生長激素（HGH）、促腎上腺皮脂素（ACTH）等。接著，這些荷爾蒙又會藉著血液來到各內分泌腺體，如甲狀腺、腎上腺、生殖腺等（見圖4-2），促使內分泌系統發揮作用。

當自律神經失去該有的節律，下視丘對它的控制能力不僅會變差，下視丘本身的功能也會受到影響。就像兩個人一同起舞，原本合作無間，踩著和諧的腳步，如果有一方接二連三踏錯步伐，另外一方也勢必受到影響，腳步很難不跟著凌亂。當下視丘功能受到影響，連帶的，便會阻撓腦下垂體接受正確訊息。結果是腦下垂體這個指揮總部也跟著混亂了，有些荷爾蒙可能會分泌得太多、有些又分泌得太少，荷爾蒙失調就是這樣來的！

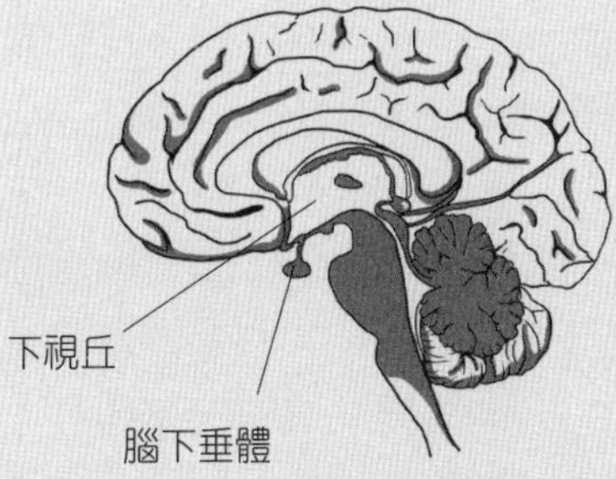

圖 4-1　下視丘、腦下垂體位置圖

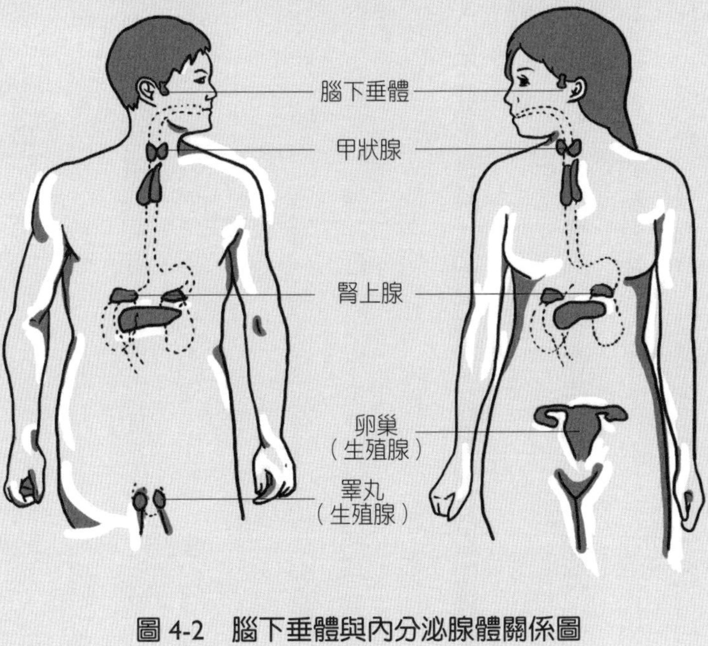

圖 4-2　腦下垂體與內分泌腺體關係圖

真正的幕後黑手——荷爾蒙

荷爾蒙幾乎參與了身體的大小事，不論是肚子餓的時候、面對壓力的時候、吃飽的時候、悲傷的時候、睡覺的時候、發育成長的時候等，每個時刻都有荷爾蒙參與其中，就連我們發胖的時候也不例外。荷爾蒙與肥胖有什麼關係？它是怎麼造成的？其實一點都不複雜，因為荷爾蒙可以決定我們所攝取的澱粉、脂肪、蛋白質進入身體後，該怎麼處理。

在正常情況下，荷爾蒙所做出的決定，絕對是以維持體內穩定運作為優先考量，因此它不會不知節制地，把不該儲存的脂肪全都儲存起來，也不會盲目地把所有熱量消耗殆盡。但是，當荷爾蒙失調時，這些都有可能發生。如果你已經努力勒緊褲帶、控制食量，卻發現自己**連喝白開水、吸空氣也會胖，那麼極有可能是因為自律神經失調影響了荷爾蒙，導致內分泌失調**。

荷爾蒙的存在向來是無聲無息的，我們不會感覺到身體裡荷爾蒙正在分泌，頂多是敏感一點的人會發現，荷爾蒙為身體帶來的些微變化。不過，被忽略並不代表它不重要，相反的，荷爾蒙的重要性不容置疑，只要有一點點小小的變化，就可能起「牽一髮動全身」的效應。

以「女性生理期」來說吧！在生理期前後，荷爾蒙會如何影響女性的生活習慣呢？首先是在生理期前一周左右，抑制食慾的荷爾蒙濃度下降，所以這段時期，女性朋友會特別嘴饞愛吃，無論是重口味的料理或者是各種甜品，多半來者不拒；另外，壓力荷爾蒙會略高，所以有些人在生理期前會容易失眠。而當生理期真正來臨時，體內黃體素濃度較高，又起了抑制食慾的作用，相較於之前的胃口大開，落差顯得更明顯；除此之外，雌激素的作用會讓人情緒波動較大，容易生氣或悲傷。種種現象，一直得等到生理期結束，體內荷爾蒙漸漸回復平日穩定的狀態，這種起伏才會隨之消失。

我們體內存在著許多內分泌腺體，這些腺體分泌各種荷爾蒙，各自具有不同的作用，包括調節新陳代謝速率、調節體內鈣離子濃度、調節血糖高低、促進生殖器官發育、控制醣類、脂肪的利用……等。這些作用平常看似獨立，其實彼此或多或少都有些關聯，鮮少有荷爾蒙可以獨立運作。

有了這層認知後，接下來我介紹和肥胖有關的荷爾蒙時，你將更容易了解。請注意，接下來將提到的荷爾蒙，是與肥胖有關連，但並非只和肥胖有關連喔！對減肥有礙的荷爾蒙，也可能會在其他地方有益身體健康，因此請各位讀者務必全盤了解，並透過專業醫師協助，才能進行內分泌的調整，切勿直接補充或阻斷任何一種荷爾蒙。

減肥關鍵荷爾蒙一——瘦體素

在上一章節，我曾簡略介紹過瘦體素（leptin），它屬於人體內分泌中一環，關係著我們減肥失敗與否的關鍵，因此在這一章節中，我將詳細說明減肥者一定要認識的瘦體素。

瘦體素是脂肪細胞所分泌的蛋白質，**主要作用為抑制食慾與增加熱量消耗**，此外，它還有活絡交感神經、抑制副交感神經的作用，因此可以讓人感覺較有精神、充滿活力。

對減肥者而言，它可以算是神兵利器，但這項神兵利器在精不在多，如果身體中的瘦體素濃度過高，很可能會產生「瘦體素阻抗」效應，也就是這些瘦體素明明不停發出「飽了，不要再吃了！」的訊號，但負責接收訊號的單位卻感受不到，還是照樣拚命進食，這絕非減肥者所樂見的。

通常在什麼情況下，瘦體素可能分泌過剩呢？那就是當我們身上有大量腹部脂肪（也就是內臟脂肪）時！有沒有覺得很悲慘呢？越是肥胖的人，其實越需要瘦體素好好作用，但我們身上的脂肪，卻偏偏妨礙它的運作。因此如果想要藉由瘦體素讓減肥事半功倍的話，一開始可能得先給它一點動力，只要能成功減少腹部脂肪（內臟脂肪），瘦體素的活性將能明顯提升，幫助我們展開減肥的正向循環：脂肪越少，瘦體素的作用越活躍；瘦體素作用活躍，我們就不會因為缺乏飽足感而過度進食；且活躍的瘦體素還會主動燃燒脂肪來做為能量使用呢！

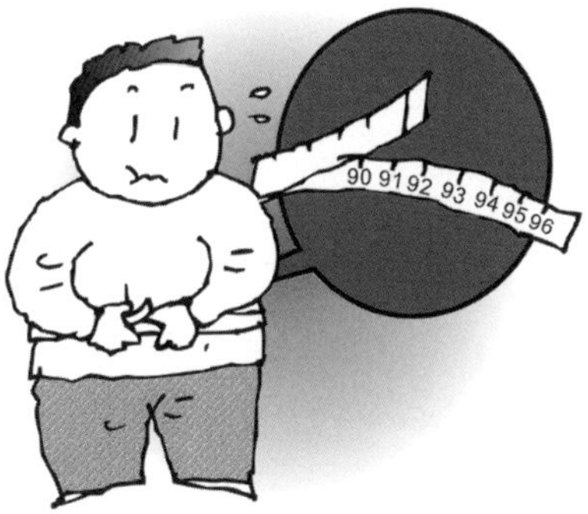

大量的內臟脂肪會妨礙瘦體素運作。

特別提醒大家的是，**會妨礙瘦體素正常運作的除了脂肪過多之外**，還有老化、發炎、吸菸與睡眠不足等。特別是**睡眠不足或者睡眠品質不好，都會降低瘦體素的分泌**。雖說瘦體素過多會產生阻抗，對減肥不利，但若分泌過少，作用不足，同樣是減肥的一大阻力喔！

減肥關鍵荷爾蒙二——飢餓素

如果說適量的瘦體素是加速減肥成功的功臣，那麼過量的飢餓素（ghrelin）則是破壞減肥進度的大罪人。正常情況下，當我們肚子空空時，飢餓素就會開始分泌，告訴大腦：「好餓、好餓，快給我食物！」以啟動我們進食的慾望，當我們吃著吃著漸漸飽足後，飢餓素就會慢慢下降，食慾不再那麼旺盛。可怕的是，**如果飢餓素失控了，就會讓人成天想吃且覺得永遠吃不飽**。無論是在我的自律神經門診或肥胖門診中，常見的暴食症患者，多半體內都有高濃度的飢餓素。

暴飲暴食是導致飢餓素失控，進而大量分泌的主要原因。各位或許都有這樣的

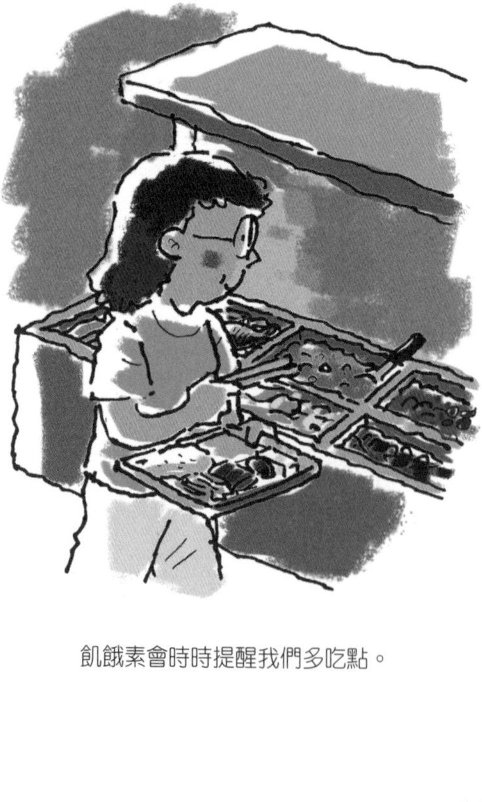

飢餓素會時時提醒我們多吃點。

經驗：在吃到飽餐廳大啖一頓、吃到撐之後，走出店門口時一邊摸著肚子感覺滿足，一邊又覺得撐得有點痛苦，心裡難免會想：「我幹嘛把自己吃得這麼難過？算了，下一餐不要吃好了！」自以為當下這麼撐，下一餐應該也吃不下了，結果呢？還不到下一餐來臨，我們卻早已飢腸轆轆了，難道是消化吸收的能力太好嗎？不，是暴飲暴食導致血糖濃度暴起暴落，刺激了飢餓素大量分泌所致！

除了暴飲暴食外，刺激飢餓素過度分泌的因素還有睡眠不足與飲食不定時。追根究柢，這兩者的原理都是：「維持生命的需求」，因此當我們睡不好、睡眠不足，大腦就會希望你多吃點；當我們缺乏定時定量的概念，導致生理時鐘紊亂，沒有在該進食的時候補充適當熱量，或者在不該進食的時候猛吃，讓身體搞不清楚到底它什麼時候會有熱量可以分配使用，只好用飢餓素來時時提醒我們，「該吃了、該吃了！」此時大腦的想法是：為了維持生命延續，寧可錯殺不能放過啊！

不過，縱使有千般不好，飢餓素對減肥其實有一個小小的貢獻，那就是促進生長激素的分泌。

減肥關鍵荷爾蒙三——生長激素

生長激素也稱成長激素、生長荷爾蒙或成長荷爾蒙，原文為Human Growth Hormone，縮寫為HGH。它對人體非常非常重要，小至細胞，大至骨骼與肌肉，體內外各種器官的成長與它的分泌都息息相關。若從減肥的角度考量，生長激素則有增加肌肉與減少脂肪的雙重妙用。

聽起來，生長激素真是減肥者的一大福音，似乎要多多益善，但可惜的是，當身體發育成熟之後，生長激素就會慢慢減少。如果想要維持良好的分泌與活性，優質睡眠是最天然、安全且有效的方法。我們人體每天都有多次分泌生長激素的機會，而質量最好的一次就是在我們熟睡的時候。研究顯示，**睡眠品質的優劣，會影響生長激素的分泌高達三成，這也是為什麼失眠者總是比較容易發胖的原因之一**。

既然生長激素這麼棒，是否可以透過外在補充方式來幫助減肥呢？不，凡事過與不及都不好，生長激素也是。過多的生長激素可能會導致胰島素產生阻抗性，加速脂肪的堆積，縱使生長激素能協助過多的糖分轉入肝臟儲存，但肝臟可以存放多少肝醣也是有限額的，因此與其想要用弊多於利的額外補充法，不如想想如何讓自己一夜好眠，幫助生長激素健康自然地分泌吧！

減肥 Q&A

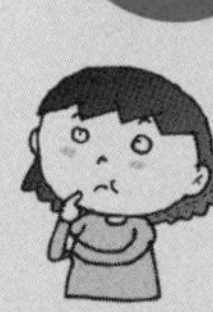

Q 生長激素的妙用有哪些？

● 增加肌肉

生長激素可促進蛋白質合成，幫助肌肉細胞的增生與強化，而肌肉又是我們消耗熱量的好幫手，因此可以帶動減肥效果。

● 減少脂肪

生長激素對脂肪細胞的作用也是雙管齊下，除了抑制脂肪細胞繼續肥大外，由於脂肪細胞上有生長激素的受體，兩者相互結合就能啟動脂肪細胞的分解，可以幫助我們成功甩脂。

除此之外，生長激素還可以協助肝醣形成，減少葡萄糖被轉化為脂肪儲存的機率；降低我們對碳水化合物的需求，減少多餘且不利甩脂的熱量攝取。

減肥關鍵荷爾蒙四——睪固酮

睪固酮（testosterone）又名睪丸素，是雄性荷爾蒙的一種。這項以男性生殖組織為名的激素，在女性身體內也有，而且也相當重要，主要由卵巢、腎上腺分泌，男性的部分則是由睪丸負責（腎上腺也會分泌，但分泌比例沒有女性那麼高）。

睪固酮的作用很廣泛，但與減肥相關的，應該就是**它能強化肌肉，以及促進新陳代謝**了。這兩個作用對減肥者來說，終極奧義就是燃燒脂肪。而且睪固酮最擅長對付的，恰巧是最難擺脫、長年囤積於腹部的內臟脂肪。

偏頗的飲食可能會導致睪固酮分泌不足，這種現象**常見於偏好全素食的肥胖者身上**。全素食者為了平衡蛋白質的攝取，往往透過豆類製品來補充，因此吃下太多大豆異黃酮等植物性雌激素，進而削弱睪固酮的分泌；而動物性蛋白質與油脂的攝取不足（或者過量），同樣會使體內睪固酮含量下降，間接方便脂肪的囤積。

我在臨床經驗中發現，許多人，不分男女，對睪固酮都有著迷思。有些女性肥胖患者不能理解及接受自己身體有「男性」荷爾蒙，認為這樣不正常，應該要降到最低才是；而男性肥胖患者則恰恰相反，有的人覺得「睪固酮」聽起來就很威風，且又可以解決男性肥胖最常見的內臟脂肪，應該越多越好，甚至希望可以透過口服或注射的方式來增加。

其實上述兩者觀念都不盡正確，誠如先前我一再說的，人體的內分泌環環相扣，因此此消必定彼長，某項的分泌若是多了，它項的作用可能又會受到排擠或誘發，因此對追求體內環境的平衡與穩定無益。以睪固酮來說，雖然它對甩油減脂有正向幫助，但仍然不適合以非自然的方式加以補充，因為那將會破壞內分泌系統對睪固酮的掌握，讓它誤判濃度已足夠，進而降低分泌的份量，一旦日後將人為額外補充的部分拿掉，睪固酮的分泌不見得能隨即恢復正常，反倒更顯不足。想透過這樣的方式來加速減肥，復胖的速度也可能會快得驚人喔！

減肥關鍵荷爾蒙五——雌激素

雌激素（estrogen）是多種女性荷爾蒙的統稱，包括雌酮（estrone, E1）、雌二醇（estradiol, E2）、雌三醇（estriol, E3）等，其中以雌二醇最為重要。如同女性的身體中有睪固酮一樣，男性的體內也存在著雌激素，只是分量較少。女性雌激素主要由卵巢分泌，男性的則由睪丸與腎上腺產出。

雌激素也是「管很大」的荷爾蒙，作用在女性身上特別廣泛，且有**好多功能都與肥胖相關，像是降低血脂與胰島素、抑制食慾**。但老化則會使它的功能產生變化，最後逐漸衰退，這也是為什麼女性在更年期之後，特別容易囤積脂肪，特別是腹部脂肪（內臟脂肪）。

在男性身上，雌激素的作用就是另一回事了！正常狀況下，男性分泌的天然雌激素並不多，但老化、壓力、過度菸酒等因素則可能導致分泌異常，再加上現代人生活的環境，存在太多環境荷爾蒙，都可能使男性體內的雌激素過量，進而導致肌肉流失（減肥者的大噩夢），並造成腰側脂肪囤積或男性乳房等。

性別激素，不論是雄性荷爾蒙或雌性荷爾蒙，雖然可以透過飲食來補充調節，但程度始終有限，一旦出現失調問題，建議最好尋求專業醫師協助，提供周全的改善計畫，全面協調內分泌與自律神經系統，才是根本解決之道。

減肥關鍵荷爾蒙六——胰島素

胰島素（insulin）由胰臟的部分組織——胰島負責分泌。身為內分泌界的管家婆，它的功能非常多，人體有許多生理機制反應都需要它。不過，胰島素最主要作用有以下三大項，一是幫助細胞利用葡萄糖；二是幫助葡萄糖轉變成肝醣，儲存在肝臟裡面，以提供肌肉使用；三是幫忙將葡萄糖轉換成脂肪酸，儲存到脂肪細胞中，做為日後所需的燃料。

從減肥的角度來看，**當胰島素正常運作時，人的食慾比較平穩且容易被控制**，不會突然餓到非得馬上大量進食不可；而且體型也不會因脂肪過度堆積，變得臃腫鬆垮。可是**一旦它的運作失常，就容易導致肥胖了**。舉一個常見的案例——「吃太多精緻碳水化合物」來說明。

很多人都以為吃白米飯容易胖，因為米飯是澱粉，也就是碳水化合物，裡面有很多醣，所以會讓胰島素一下子分泌過多。其實不然。澱粉不見得都有害，得看你吃的是什麼樣的澱粉。當我們選擇麵條、蛋糕、餅乾、麵包或小西點等食物時，血液中的葡萄糖會迅速暴增，因此胰島素就必須大量分泌以便處理、消化突如其來的大量糖分。這些糖分大多是好吸收的簡單醣類，因此胰島素可以三兩下就處理完，可是派出的百萬大軍怎麼辦？不懂得收拾的它們只好繼續轉化血糖，致使血糖又變得太低……這樣的過程原理前面我們已經提過，但是你曾經想過嗎，為什麼胰島素會一口氣分泌那麼多呢？內分泌不是很聰明，懂得依照身體狀況來調節分泌嗎？

——其實，那是因為它已經失去該有的敏感度了！

正常的情況下，胰島素是很敏銳聰明的，食物一進入身體、血糖升高時，它會先分泌出少量但效率很驚人的胰島素，類似先鋒部隊，先把敵人（血糖）殲滅一大半，接著再分泌出另一種胰島素，效率沒那麼好，但作用時間長且為數眾多，請它們做為後援部隊，慢慢收拾殘餘部眾。

但是老化或疾病（如糖尿病、內分泌失調或自律神經失調），都可能降低這樣的敏銳度，甚至使我們缺乏第一種胰島素，派不出質量精純的先鋒部隊，胰島素只好讓後援部隊直接上場。但它們如何在第一時間內，達成先鋒部隊所完成的事情呢？效率不夠好的它們只好以量取勝，加派人手來處理。

最後，總算在第一時間內，靠著大量的胰島素將血糖快速回穩，但接下來呢？這些胰島素大軍會持續作用，結果就是——血糖值又不符合標準了，過低！長此以往的結果，就會造成過多胰島素在身體內遊蕩，最後就產生「胰島素阻抗」——細胞拒絕接收胰島素傳遞的指令，將糖分排拒在外。結果無處可去的血糖最後只好化為脂肪，以我們最痛恨的方式儲存起來。

減肥關鍵荷爾蒙七——甲狀腺素

甲狀腺素（thyroxine）由甲狀腺負責分泌，功能龐大且重要，主要**與新陳代謝有關**，像是調節細胞代謝，促進細胞的氧化作用，以增進代謝速度……等，甚至我們**燃燒熱量的速度快或慢，也取決於甲狀腺素**，因此它對減肥來說，其重要性不言而喻。

當我們代謝功能良好時，醣類、脂肪的消耗量就多，體重也就不易增加；反之，當代謝功能不佳時，醣類和脂肪的消耗少了，即便我們並沒有增加攝取量，但仍然可能發胖，如果多吃了一點點，肯定膨脹得非常明顯。

雖然甲狀腺素決定了代謝速度的快慢，但這並不意味著甲狀腺素越多越好。「甲狀腺機能亢進」與「甲狀腺機能低下」都是甲狀腺素分泌異常所形成的「疾病」。

甲狀腺機能亢進指的是甲狀腺素分泌過多，那會讓人心悸、手抖、疲倦、感覺悶熱、神經緊張、急速消瘦……等，千萬別一看到「急速」和「瘦」就雀躍不已，因為甲狀腺機能亢進會讓代謝速度異常快速，所以人會在很短的時間內瘦下來，但這種瘦是不健康且帶著病容的，與我們期待的完全不同，因此絕不建議透過補充或刺激甲狀腺素過度分泌，來達到減肥目標。

但倘若令我們發胖的原因，是甲狀腺功能低下，導致甲狀腺分泌不足，造成新陳代謝效率不佳，倒是不妨可以透過專業醫師的協助，將甲狀腺的功能協調至正常狀態，代謝重新啟動後，過度累積的脂肪也會慢慢被代謝掉喔！

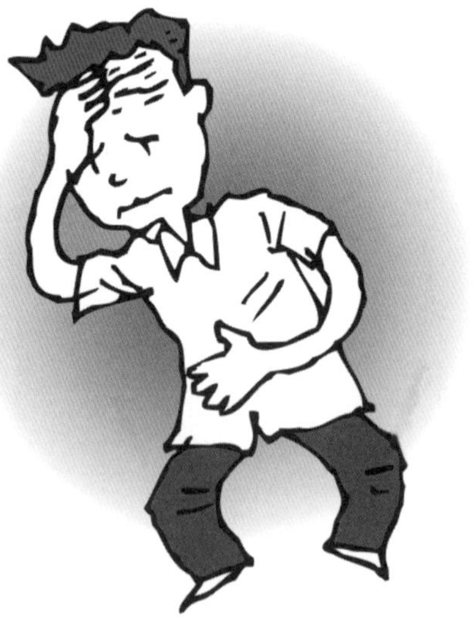

甲狀腺機能亢進會讓人瘦的很不健康。

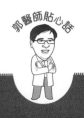

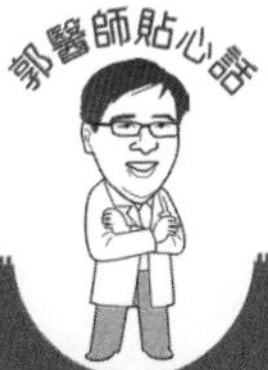

現在你知道了，會讓我們越減越肥的原因，其實並不一定是你吃太多或是運動量不夠，很大的因素反而是現代人生活習慣改變，導致內分泌嚴重失調。到底你是不是因為自律神經出了問題才沒辦法減重呢？接下來，我將教你如何檢測自己肥胖的原因，找出真正屬於你的肥胖因子，然後「對症下藥」，輕鬆又健康的成功減肥！

Part

II

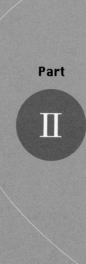

我的肥胖和自律神經有沒有關係？

3分鐘自我檢測，找出你的肥胖元兇！

當減肥一直處在屢敗屢戰的痛苦循環中時，或許你應該要換個角度想一想：「我的肥胖會不會是自律神經失調引起的？」現在，就透過下面的檢測，了解自己的肥胖與自律神經失調到底有沒有關係吧！

請看看表格5-1中的症狀與現象，回想它發生在你身上的程度，選一個最貼近自己的答案，在適當的欄位進行圈選。

完成後將各題得分數相加，可分別得到兩個數值，一為X軸的代表數值，一為Y軸代表數值。接下來請在一一四頁檢測結果的象限圖上，找到X軸與Y軸的對應數字，看兩組數字的交集點落在ABCD哪一區，便能知道你的肥胖與自律神經失調關係到底有多深！

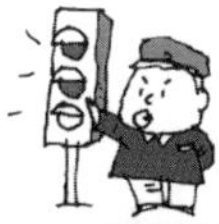

表 5-1　肥胖與自律神經失調自我檢測表

類別	症狀與現象	出現頻率				
		沒有	偶爾	有時	經常	總是
X	頭痛或偏頭痛	-2	-1	0	1	2
	眼睛酸澀疲勞	-2	-1	0	1	2
	胸悶	-2	-1	0	1	2
	心悸	-2	-1	0	1	2
	肩頸僵硬或疼痛	-2	-1	0	1	2
	喉嚨有異物感	-2	-1	0	1	2
	腹部有膨脹感	-2	-1	0	1	2
	頻尿或容易有殘尿感	-2	-1	0	1	2
	容易疲勞	-2	-1	0	1	2
	全身倦怠感	-2	-1	0	1	2
	分數小計					
Y	失眠	-2	-1	0	1	2
	多夢、淺眠	-2	-1	0	1	2
	暴食或厭食 (整天都不吃或一吃就停不下來)	-2	-1	0	1	2
	會依賴藥物、菸酒或食物來穩定情緒	-2	-1	0	1	2
	半夜醒來感覺飢餓， 必須大吃大喝才能好好入睡	-2	-1	0	1	2
	感覺不安、焦慮、緊張	-2	-1	0	1	2
	覺得時間不夠用	-2	-1	0	1	2
	容易不耐煩	-2	-1	0	1	2
	集中力低下	-2	-1	0	1	2
	記憶力低下	-2	-1	0	1	2
	分數小計					

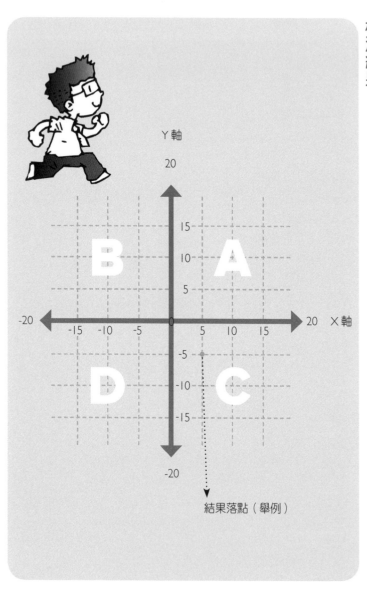

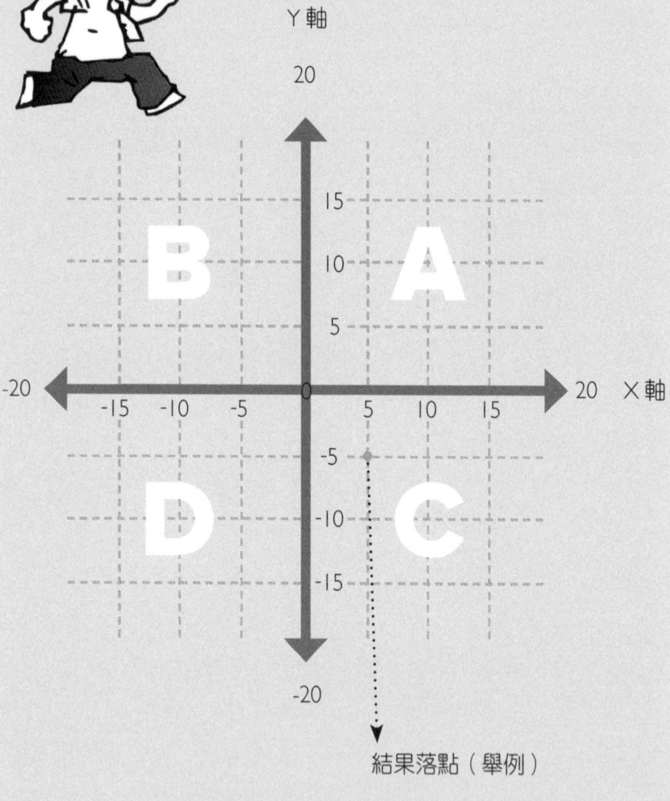
Y軸
20
15
10
5
-20
-15
-10
-5
0
5
10
15
20
X軸
-5
-10
-15
-20
B
A
D
C
結果落點（舉例）

結果分析

A型

屬典型的自律神經失調者，你肥胖的主因應該就是自律神經失調。

太好了！檢測結果屬於A型，代表你的肥胖真的是自律神經失調害的！既然知道造成肥胖的元兇在哪裡，就可以好好「對症下藥」了。本書Part3的所有章節，幾乎都是為你量身訂做的，請仔細閱讀、牢牢記熟，並認真地執行吧！

另外，**A型的你除了肥胖外，應該也時常覺得自己渾身都不對勁，**「身體不舒服」已經快要變成你的口頭禪才對。如果檢測出來的X、Y兩項數值都偏高，那麼你應該要更關切「自律神經失調」的問題，除了搭配本書的實作建議外，最好能尋求專業醫師協助，幫助你的自律神經重新回復平衡狀態。

至於你所關心的肥胖問題則不用太擔心，只要配合醫囑好好接受調整，當自律神經重新正常運作，不僅大小毛病會日漸痊癒，惱人的肥胖問題也將離你而去。

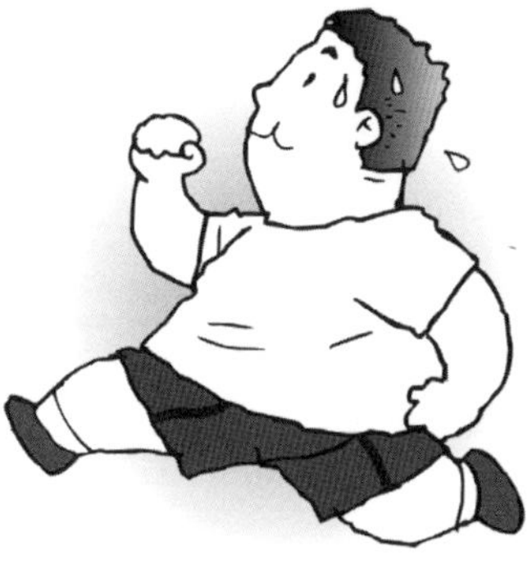

B型 屬「壓力型肥胖」，主要的自律神經失調會反應在壓力調適方面。

壓力型肥胖的具體表現是暴飲暴食，屬於這類型肥胖者的你，一定比誰都清楚，當壓力一來時，自己的食量可以多麼驚人，因此在過去那一段「努力減肥又不停失敗」的時期，你勢必也這樣想過：

「我一定是因為吃太多才發胖的。」——模糊了導致肥胖的根本元兇。

「只要可以別吃那麼多，我就能夠瘦下來。」——誤判了能瘦下來的正確辦法。

「唉～還是忍不住不吃，難怪瘦不下來。」——搞錯了減肥失敗的真正原因。

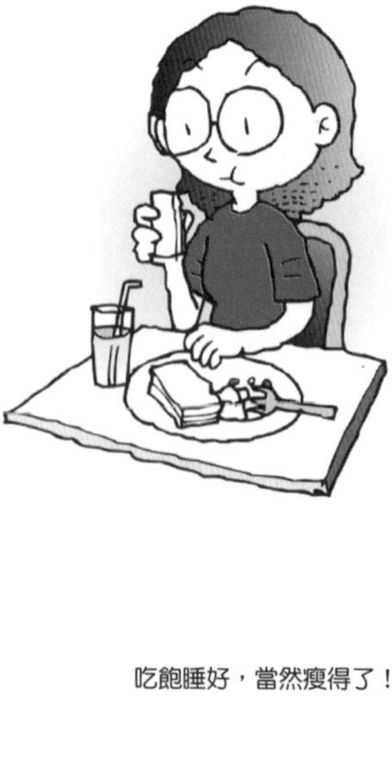

壓力與自律神經之間的關連有兩種，一是壓力過大無法排解，導致自律神經失調；二是自律神經失調導致抗壓性下降，因此無法排解壓力。無論哪一種，都可能進一步導致壓力型肥胖，要快速解除，不妨先從「壓力」著手，找到釋放壓力的方法，而不是光靠吃來解決。建議此類型肥胖者可以多參考本書Part3當中各項ＤＩＹ保養法，特別是遵循與「一夜好眠」、「安撫神經」相關的小提醒，將有效降低壓力對食慾造成的影響。

C型 屬「內分泌異常肥胖」，主要的自律神經失調會反應在各器官不適方面。

「內分泌異常型肥胖」通常有「不吃也胖」、「少吃也不瘦」、「運動幾乎沒有用」等三大特點。正常情況下，內分泌系統會負責消化、代謝等工作，但當它無法提供正確作用時，身體所反應出來的結果自然不如預期，所以才會有「不吃也胖」或「少吃也不瘦」等狀況。

自律神經是內分泌的前哨站，通常等出現內分泌異常反應時，自律神經早已失調多時了。這也是為什麼此類型的肥胖者，多半會合併出現多種身體上的不適（範圍遍及全身上下各種器官，會不定期的輪替出現）。

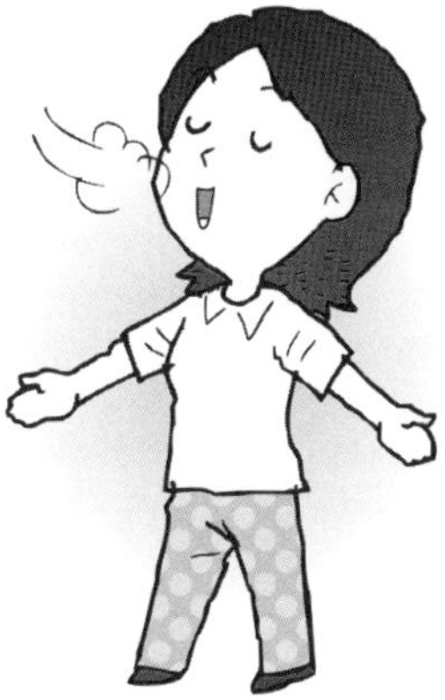

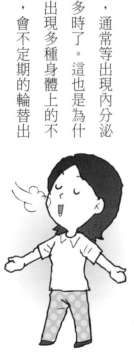

內分泌異常多半不是一朝一夕之事，並不像壓力的形成有長短期之分，因此，要對抗此類型的肥胖必須多付出點耐性。建議你可透過本書 Part3 所提供的ＤＩＹ實作法，改變過往錯誤的飲食與作息，一步一步讓自律神經重新協調，幫助內分泌系統回歸正常，再次啟動良好的代謝循環。

D型

和上述三型相較之下，你的致胖原因與自律神經失調的關聯性相對較小，但仍建議你參考本書 Part3 的飲食建議，同樣有益於加速達成減肥目標。

別急著失望唷！**肥胖與自律神經失調無關**其實也很好，起碼事情單純多了，不是嗎？接下來需要對付的敵人顯然只有兩個，那就是你的意志力與錯誤的減肥迷思！

本書 Part3 介紹的各種實作法，不僅適用於自律神經失調所引起的肥胖，也普遍適用於一般肥胖者。就好比各種養生法，不是只有生病的人

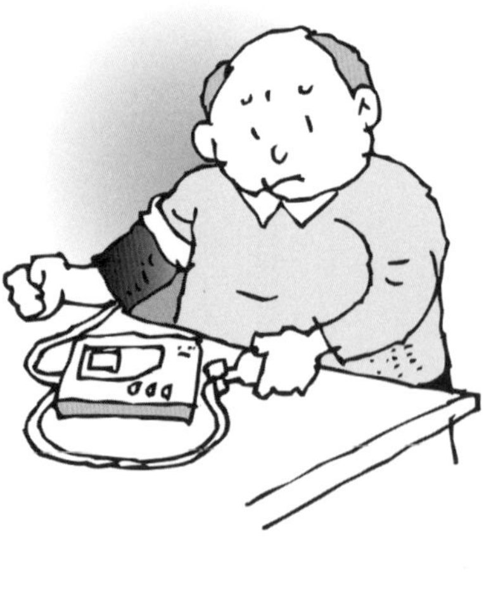

才需要照辦，健康無礙者其實也應該好好遵從，藉以累積更多健康資本。

更重要的是，透過種種簡單易學的實作法，可以破除過去種種關於減肥的不當迷思，讓正確的飲食習慣協助你永久遠離肥胖，揮別過往屢戰屢敗的減肥噩夢。

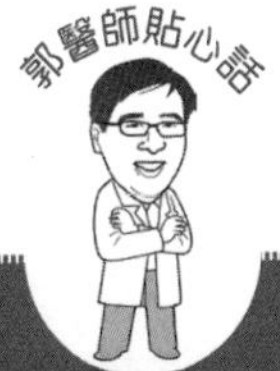

從本章的自我檢測中我們會發現，除了D型的人以外，大部分人之所以過重，都和自律神經失調有關。接下來的章節中，我將仔細說明，減肥前必須具備的五個重要觀念。有了正確觀念，等於邁向減肥成功的一大步！

Part III

跟我這樣做，減肥不NG！

CH6 要健康瘦身，必須堅守5大原則

談到減肥，大家都希望能「快速有效又不必餓」，但其實減肥是身體內外重啟健康、雕塑美麗的重大工程，必須腳踏實地穩紮穩打，才能實實在在成功甩掉脂肪，不會三天兩頭就打回原形。因此，在開始介紹我的獨家減肥課程前，我要先告訴大家五個減肥前必須具備的正確觀念，堅守這五大原則，你才能瘦得健康又快樂。

常在診間聽到肥胖患者不約而同的表示：「『心寬體胖』、『胖子比較開朗』……這些說法其實都是騙人的！胖子為什麼會沒有脾氣？那是因為『胖』已經讓我們遭受很多不平等的待遇了，要是再不合群或是不樂觀的話，日子還要不要過啊！」

顯然肥胖所形成的負面效應，不只影響身體健康，也關係食衣住行的便利與否，甚至職場升遷與人際關係都會受到影響，對此，曾經也是肥胖一族的我比誰都清楚。

但現在，我們有機會可以甩開肥胖，擺脫不健康與不快樂，只要參考以下章節的步驟，透過改變作息模式（特別是飲食與觀念），來調節我們的自律神經，把因失調而不得已習慣肥胖的身體，重新調整回不需要那麼多脂肪的易瘦體質，就能健康瘦身，而且永不復胖！

但在介紹大家如何正確減重以前，有幾個很重要的觀念要先提醒大家。因為「觀念對了，就成功一半」！

原則一——不要瘦太快（瘦太快容易復胖）

首先，在你問：「多久可以瘦下來？」這句所有減肥者必問的問題前，我想先請問你：「你已經胖多久了？」如果你體重破表的時間已將近十年，此時卻有人打包票說：「不用抽脂，十天就能甩油成功，恢復以往身材」，你相信嗎？

真的真的，減肥千萬不要操之過急！包括我在內，這麼多人都能靠著後面我要介紹的方法瘦下來，你一定也可以。只是，我們正準備做的事情不僅止於減肥那麼單純，嚴格說來，應該叫做「調整體質」，當然不能期待一蹴可幾，是不是？

還記得上個篇章我曾經提到，「自律神經的主要作用是平衡體內環境，維持生理運作」吧！當自律神經失調時，原有的平衡會被打亂，為了確保生命能持續運作（無論什麼時候，求生存絕對是大腦內建的第一優先原則），身體只好重新找出平衡點，例如睡不好的人，平衡點可能是多吃一點，或者關掉一些代謝機制，讓身體盡量減少熱量的消耗。一兩天或一兩周短期失調造成的後果可能一陣子就可恢復，但長期的失調則會讓身體不得不習慣這個新的平衡點，因為它總得想辦法繼續運轉下去，結果就是造成體質的改變。以上述例子來說，「多吃一點，或者關掉一些代謝機制，讓身體盡量減少熱量消耗」的新平衡，就會造就你的新體質——易胖體質。

簡單說來，一兩天吃多了、睡少了、壓力大了，或者一兩天自律神經不怎麼協調，並不會對身體內外造成恆定的變化；反過來說，想要改變體質，如果只是一兩天吃少點、睡多點、壓力變小些，也無法有效造成改變。減肥之所以必須持之以恆，就是要透過行為的改變，向大腦傳遞訊息，告訴它我們的作息方式改變了，不是一天兩天，而是會持續維持下去，請放心，不需要再為我們囤積過多的熱量與脂肪了。當大腦順利接收到上述訊息，瘦下來將是一件自然而然的事。

現在我們再來談你最關心的事——「要多久才能瘦下來？可以瘦多少？」依我的門診統計來看，如果**在第一個月就能看見明顯成效，且每個月瘦三公斤左右的人，復胖機率最低**。根據我臨床上的統計，按照這樣速率瘦下來的患者，最不容易復胖，而且在瘦身成功的第一年內，每一百人當中，復胖者少於十人。但有些患者比較積極，會在減肥前期做出比建議方式更嚴苛的行為，因此常有一個月瘦個六公斤、八公斤的，但這些患者往往療程還沒結束就復胖了。還好經過調節，按照既定節奏，最後才順利擺脫肥胖。換句話說，瘦太快不見得是好事，反而增加復胖風險。

一個月該減重幾公斤？

從這些年的門診記錄中我發現，通常一個月瘦三公斤左右的人，減肥的效果最好，不僅可以順利瘦回理想體重，且復胖率極低。但這只是一個臨床統計中的常態分布結果，其實還是有例外，而且例外也不在少數，這是為什麼呢？主要原因是來減肥門診的人，真正「過胖」的約占五五％左右，這些人的體重皆超出正常值約三〇％至四〇％、體脂肪則高出標準約五％至一〇％。另外，病態性肥胖者約有三五％，其他一〇％的肥胖患者，我認為只是比豐腴再多一些些的「微胖」而已。

在相同的減肥效率下，這三類肥胖者所呈現出來的數字結果就不太相同了。病態型肥胖者在頭一個月能夠大甩六公斤左右的人其實很多，而微胖者則可能以每個月一至兩公斤的速度，漸漸回歸正常體重、體脂。因此，到底一個月應該掉幾公斤才最適合呢？我認為除了尋求專業醫師的指導與建議外，你不妨可以參考第一二七頁的簡單評估法，粗略估算一下。

評估法的數值只是讓大家概略地了解到，合理範圍中的減肥速率為何，並非是不能變動的鐵律。一般說來，前三個月的實際成效會優於平均值，但詳細情況還是因人而異，例如有人前期瘦得比較慢，後期反而突飛猛進，也有人是每隔兩個月就出現一次停滯期，因此，只要不是太誇張的一個月就瘦下平均值的兩三倍，或是停滯期一出現就是好幾個月，都無需過度緊張。最後要提醒各位讀者，請注意！體重不是減肥的唯一標準，切勿忽略體脂肪。

減肥Q&A

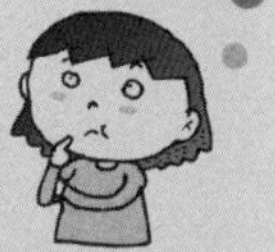

Q 理想的減肥速率？

步驟一 現在體重－標準體重＝預備減去體重

步驟二 預備減去體重÷標準體重＝肥胖程度

步驟三 按照預估時程，將超出的體重平均分配，便可算出每個月的減重數值。

等級	肥胖程度(%)	預估時程
第1級	10～20	6個月
第2級	20～40	8個月
第3級	40～60	10個月
第4級	60～80	14個月
第5級	80以上	18個月

原則二——不盲目追求體重機上的數字

「天啊！我又胖了二公斤！」

「超開心的，今天早上比昨晚少了一公斤吔！」

上述對話時常出現在我的減肥門診中，特別是還沒有被我「洗腦」的新患者，他們不分男女，總是格外重視這一兩公斤，甚至是細微到僅有幾百公克的變化，就能讓他們沮喪萬分或是欣喜若狂。其實，類似這樣的體重起伏在減肥過程中雖然常見，卻是完全不需要理會的數字，因為在一兩天內、甚至是一覺醒來所增減的數字，往往只是水分的吸收或自然代謝，如果真想減肥，我們得徹底甩開的是層層肥油。

我常常告訴求診的患者，**體重機上的數字參考參考就好，真正要斤斤計較的其實是體脂肪率**。所謂體脂肪率，指的是身體裡脂肪所占的比率，它們可以再被粗略地分為「內臟脂肪」與「皮下脂肪」（見表6-1和圖6-1）。「內臟脂肪」負責保護我們的內臟器官，過高時容易引發各種代謝症候群，例如心肌梗塞或中風的機率，可能比一般人高出三倍，罹患糖尿病的機率則是一般人的七倍以上；而「皮下脂肪」負責禦寒、儲備能量與降低衝撞傷害，過高時最直接的影響就是體型變化。

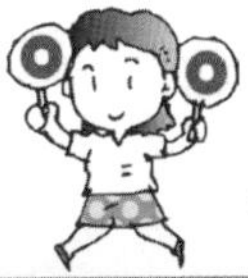

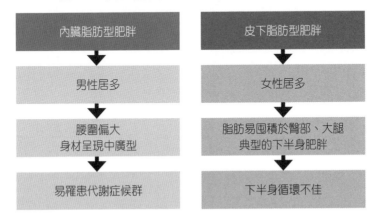

表 6-1　男女體脂率標準參考表

體脂肪率等級	男性	女性
最低限度	1% ～ 5%	3% ～ 8%
運動員等級	5% ～ 13%	12% ～ 22%
理想等級	12% ～ 18%	16% ～ 25%
正常範圍	10% ～ 25%	18% ～ 30%
肥胖	22% ～ 27%	30% ～ 34%
說明：隨著年齡越長，體脂肪率的標準將隨之上調，年過 65 歲以上，可放寬約 5%左右。		

圖 6-1　內臟脂肪與皮下脂肪型肥胖體形變化

內臟脂肪型肥胖 → 男性居多 → 腰圍偏大
身材呈現中廣型 → 易罹患代謝症候群

皮下脂肪型肥胖 → 女性居多 → 脂肪易囤積於臀部、大腿
典型的下半身肥胖 → 下半身循環不佳為什麼體脂肪率比體重更重要呢？那是因為體脂肪率的高低，不僅決定了我們的健康、外觀，也影響我們減肥的效率。減肥過程中，即使體重暫時不動如山（好比面臨所謂的「停滯期」、「撞牆期」），只要**體脂肪率下降了，代表身體的組成結構開始產生正向變化，那麼甩肉將會越來越簡單**，減肥成效也將有如倒吃甘蔗，越來越甜。

相反的，體脂肪率越高者，即便體重下降，也不能算是成功減肥，很可能只是一時的假象，且後續的復胖率將會高得驚人。臨床經驗顯示，**單單減去體重，而體脂肪率並沒有下降者，復胖機率幾乎是百分百。**因為在這種情況下，體重的下降並非出自於脂肪的減少，很可能只是單純的脫水，或者更糟糕的——肌肉流失，也就是所謂的「減掉肌肉」。

留住肌肉，更容易甩掉脂肪

不少女性肥胖者很害怕長肌肉，擔心這會讓自己看起來又胖又壯，甚至有患者曾經對我說：「醫師，萬一長成肌肉就減不掉了啊！這不是大家都知道的事嗎？」

倘若大家真的都這麼想，那還真是減肥迷思中最可怕的一項。要知道，肌肉才是減肥者的最佳幫手，一公斤肌肉可以消耗掉的熱量，足足是一公斤脂肪的四倍喔！也就是說，**體內肌肉比例越高者，越不容易發胖**（不是容易減肥，因為這些人的熱量鮮少過度囤積），而**體脂肪率越高者，越不容易瘦下來**。總歸來說，脂肪害人胖得很容易，肌肉卻可以令人瘦得很簡單。

再者，光從脂肪與肌肉的體積來看，脂肪也絕對是美麗或俊帥的大敵，因為它的體積足足是肌肉的好幾倍！假定有兩位小姐的體重同樣是標準的四十五公斤，但體脂肪偏高者，看起來就是比體脂肪較低者鬆垮、臃腫，衣服可能也得大上一個尺碼哦。

恐怖的是，只要日常飲食稍不注意，攝入過多熱量，人體脂肪細胞就會見獵心喜，將這些遠超過身體活動所需的熱量通通收編，讓脂肪大軍越來越強壯。而肌肉組織就不同了，它會幫我們消耗熱量，身體的肌肉組織越多時，被消耗掉的熱量就越多。

我常開玩笑對患者說：「冤有頭，債有主。」沒錯！害人發胖的明明就是萬惡脂肪，但許多人老想著靠節食來減肥，拚命挨餓的結果，卻只有消耗掉體內的水分與肌肉，這樣身體當然會「瘦不了」啊！所以，想要減肥，就該先弄清楚自己要對抗的敵人是誰！不過在正式進行體脂肪排除計畫之前，還有個正確觀念得先建立，那就是脂肪雖然頑強又討人厭，但消脂行動也不能過頭。誠如前文所說，適量的脂肪對人體有一定的保護作用，有些荷爾蒙的分泌也必須仰賴脂肪，相信你一定曾聽聞過，有些人減肥減過頭，減到自己內分泌失調就是這緣故，因此身體裡也不能一丁點脂肪都沒有喔！

減肥Q&A

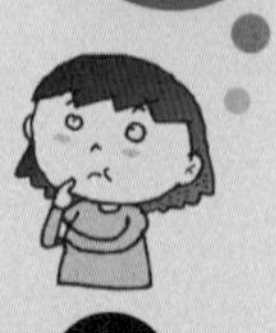

Q 脂肪是怎麼來的？

俗話說：「小時候胖不是胖」，這句話真是大錯特錯！根據統計，幼時白白嫩嫩的小胖子，長大後九成會變成「大摳呆」，而且從小就胖的人，成年後會更難減肥，這是因為他體內的脂肪細胞跟別人比起來，不僅更肥大，數目還更多（脂肪細胞的分裂增加，得過青春期才會停止）。而減肥除了最激烈的手段——抽脂之外，其餘方法大多無法有效減去脂肪細胞的數目（冷凍溶脂可讓部分肥胖細胞萎縮、死亡），最多只能減去脂肪細胞的體積，這也是為什麼不當的減肥法容易使人復胖，因為讓你肥胖的脂肪細胞仍然存在啊！

那到底脂肪是如何產生的呢？

其實主要有四個來源：

- 食物中的脂肪酸
- 代謝酵素機能不佳
- 多餘熱量轉化儲存
- 荷爾蒙失調

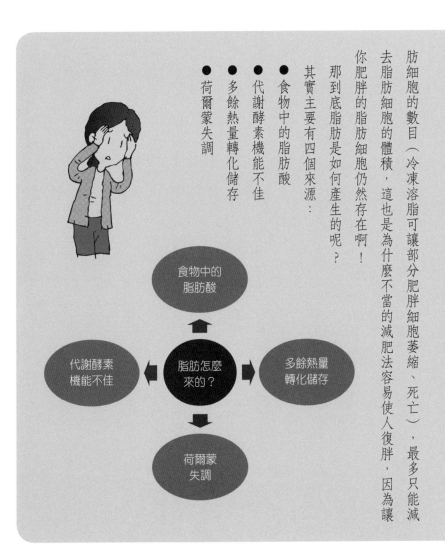

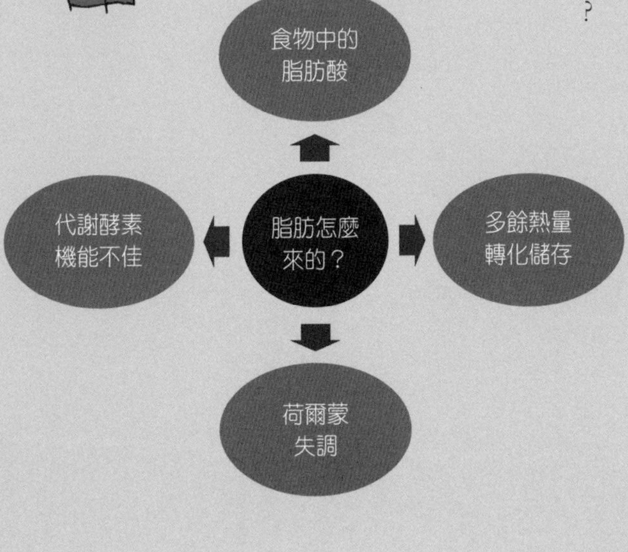

原則三——光靠節食挨餓，可能越減越肥

知道脂肪與肌肉對減肥計畫的優缺利弊後，相信每位讀者都認同應該要減掉的是脂肪而不是肌肉，但問題是該怎麼做呢？

很多人都有這樣的錯誤認知，認為「脂肪的存在是為了身體的不時之需，當減肥者刻意不攝取熱量，身體為了維持運作，就會燃燒脂肪，提供熱量以供身體各項機能運作。」因此，減肥最直接的方法就是忍受飢餓、刻意節食。殊不知，儘管你承受飢餓的痛苦，脂肪卻始終頑強的存在，更吃虧的是，你**刻意節食的後果，不但不能減掉脂肪，還會減掉對減肥有實際幫助的肌肉喔！**氣壞了吧？先別急著懊惱，換個角度想，減肥不需挨餓不是也很棒嗎？你所需要的，只是關於「吃」的正確知識而已。

挨餓不吃之所以無法減脂而是減肌，與我們體內的「胰島素調整血糖濃度」有關係。主要的原因有兩個，第一，胰島素若無法正常分泌，血糖又無法平穩的維持在一定濃度時，就容易讓人感到飢餓，無法節制食慾；第二，若血糖不足時，身體會分解利用的優先順序是肝醣↓肌肉↓脂肪。請想想，當我們餓到連脂肪都要被利

用時，不是早已損失大量的肌肉了？這多可惜啊！而且，一旦你恢復進食時，所攝取的熱量少了肌肉來幫忙消耗，用剩的只好通通囤積在脂肪細胞中，辛辛苦苦餓了半天，獲得的結果竟是……更、肥、了！

為了甩開脂肪，我們當然沒有大吃大喝的權利，這樣錯誤的飲食方式別說減肥者不適合，就算現在是個體重、體脂、體型均屬標準的人，若採取錯誤的飲食方法，恐怕很快也會變成一個大胖子。可是，大吃大喝的反面意義並非不吃不喝，這兩種極端的飲食方式絕對都是錯誤的！正為脂肪問題所困擾的你，一定要立刻拋棄錯誤的飲食觀念，**別再期待透過「節食挨餓」換來健康苗條，你應該採取的是「降低總熱量攝取」的概念**，只要一天攝取的總熱量低於所需（不是餓到發昏，而是透過正確飲食），假以時日，一定能重現苗條身材。

「吃對」讓減肥事半功倍

我相信肥胖者對「吃」都是又愛又怕，一方面愛上美食帶來的慰藉（特別是自律神經失調者），一方面又害怕自己越吃越胖。其實，我們每天吃下肚的食物，不僅可以讓身體獲得熱量，為了消化這些食物，身體也得消耗一些熱量喔！因此只要把吃的問題弄清楚，人人都有機會「吃不胖」！

先來談談我們都吃些什麼！就內在成分而論，不外乎蛋白質、纖維質、碳水化合物（澱粉、糖分）、油脂等幾大類。身體消化不同類別的食物，需要耗費的熱量也不同，以高低來論，撇開無法被人體消化吸收的纖維質不談，其餘分別是蛋白質大於油脂大於碳水化合物。

再者，油脂與碳水化合物多半轉化為脂肪，而蛋白質卻可以協助肌肉生成，為這場減肥大戰增加戰力十足的可用之兵，加速熱量的代謝，那麼聰明的你，知道該怎麼吃了吧！是的，減肥時請攝取足量的蛋白質，並減少攝入碳水化合物與油脂就行了。但千萬不能誇張到一滴油、一粒米都不吃喔！身體缺乏澱粉與油脂也不行，因為蛋白質轉化為肌肉的過程需要碳水化合物來幫忙，而脂肪的燃燒代謝也需要適量的油脂來協助呢！

原則四——聰明利用基礎代謝率

有體重、體型困擾者，總是徘徊在「吃之前的期待」與「吃之後的後悔」間，總是羨慕那些吃不胖的人，感嘆天底下怎麼會有這麼幸運的人，悲傷自己天生缺乏「吃福」！其實這些人比你多的，很可能不是「吃福」而是「肌肉」。由於身體肌肉比例較多，易於消耗熱量，所以才吃不胖。換個專業的說法就是，他們的「基礎代謝率（BMR）」比較高！

直白的說，所謂「基礎代謝率」指的就是我們每個人每天什麼事都不做，不運動、不思考……不做任何消耗熱量的活動，單單光是呼吸或睡覺，也一定會被代謝掉的熱量。因此，**基礎代謝率越高，越有助於消耗熱量，減肥成功的機率自然越高**。

基礎代謝率的計算可以透過公式，而公式也分為好多種，變數包含了性別、身高、體重、年齡、活動強度等，再套入不同的參數，藉以獲得一個概略的預估值。若想更精準，則必須透過專業儀器，在交感神經平緩時，分析測試者所吸入的氧氣與呼出的二氧化碳……。相信光是看到這裡，不少讀者已經覺得頭昏眼花了。減肥向來最怕麻煩，越是複雜的程序或方法，失敗的機率也越高（因為無法貫徹執行），所以，想要計算自己的基礎代謝率，我的建議是直接找一台多功能體重計來幫助你吧！市面上有許多體重計除了可以量體重之外，還能計算體脂肪、內臟脂肪與基礎代謝率……等，所謂「工欲善其事，必先利其器」，雖然家用儀器測得的數字不見得絕對精準，有時也會受到測量時間或其他條件，如體溫高低、皮膚濕度……等各項因素影響，而產生些微差距，但如果從「參考」的角度來考量，這種多功能體重計已經很夠用了，堪稱減肥小幫手呢！

減肥Q&A

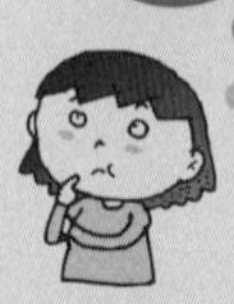

Q

減易的基礎代謝率計算公式

基礎代謝率（BMR）的計算公式有非常多種，但目前最多地區遵循的，是由美國運動醫學協會所提出的版本。在台灣，行政院衛生署也同樣採用這套計算公式（體重以公斤來算，身高以公分來算）。

- 男性 BMR＝（13.7× 體重）＋（5.0× 身高）－（6.8× 年齡）＋ 66
- 女性 BMR＝（9.6× 體重）＋（1.8× 身高）－（4.7× 年齡）＋ 655

用基礎代謝率開啟熱量消耗的開關

從熱量消耗的角度來看，**最聰明的減肥法是每天提供身體超過基礎代謝率的熱量，但不要超過太多**。為什麼要超過基礎代謝率呢？因為這樣才能避免身體因熱量不夠用，而動用到我們最寶貝的肌肉（身體每日所需熱量分配比例見圖6-2）。

人體的能量主要以三種形式儲存，也就是肝醣、蛋白質（肌肉）、脂肪。其中肝醣是最先被利用的，它會儲存在肝臟與肌肉之中，當少量的肝臟肝醣用完之後，身體就會分解肌肉釋出肝醣來使用。那麼哪時候才會分解脂肪來提供能量呢？恐怕得等到肌肉流失到一定程度後，才會有比較明顯的脂肪燃燒。這絕對是我們所不樂見的，所以我們必須提供身體超過基礎代謝所需的熱量。

那麼為什麼既要超過，又不能超過太多呢？一來是不希望提供過多熱量，導致脂肪囤積，二來是適度消耗一些肝醣，可以讓每天吃進去的熱量（葡萄糖）遞補成為新的肝醣，這些過程也有助於新陳代謝與熱量消耗。

假定體重六十公斤的陳小姐想要減肥，經過測量得知基礎代謝率為一千兩百五十大卡，考量到她平日是坐辦公桌、耗腦力不耗體力的上班族，那麼陳小姐若想以和緩、容易維持且效果持久的方式來減肥，她應該攝取多少熱量才恰當呢？答案是約莫兩千大卡左右即可。

倘若陳小姐希望減肥的效果更顯著快速，那麼她可以試著減少總熱量的攝取（或增加熱量的消耗），例如每天再少個兩百五十大卡，差異就會很顯著。但要提醒各位讀者，減少熱量攝取的手法也不能太激烈，例如身體需要兩千大卡，你只給一半、一千大卡，這麼做雖然會讓你在短時間內有很高的成就感（因為各項指數會快速下降），但是，你的基礎代謝率也會很快跟著下降喔！

身體是很聰明的，當它發

圖 6-2　每日所需熱量分配比例

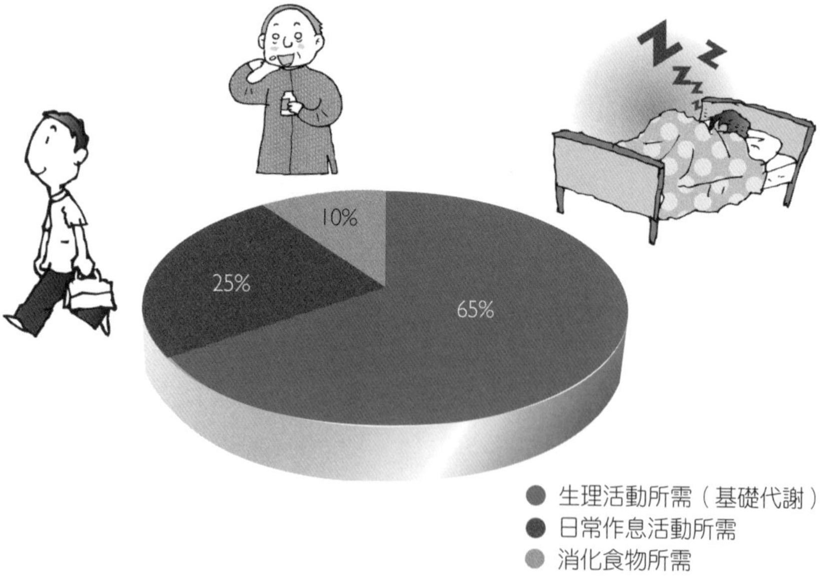

現你給它的熱量不足以應付一日所需時，它就會先想辦法「開源」，從其他地方挪移熱量來使用。透過正確的飲食，我們或許可以拐到一些脂肪來消耗，可是當這種「入不敷出」的情況變成常態，你聰明的身體就會選擇「節流」來降低每日熱量所需。實際做法是什麼？就是調節體內各組織器官的運作，有些被判定沒那麼重要的，就會被減緩甚至關閉，這也是為什麼有些人減肥減到生理期大亂，甚至提前更年期。這樣不但無法獲得外在的美麗，甚至連內在的健康都失去了，反而得不償失。

原則五——做好基本測量功夫

坊間很多減肥方法都不約而同將量體重視為重點策略，有的要求減肥者一日照三餐量，有的早上一次，有的早晚各一次……，在日本甚至有一套「測量減肥法」，強調持之以恆地量體重，約莫六至十二個月就能達到減肥成效。據說透過此方法減肥的復胖率也極低，因此一時之間蔚為風潮。各種減肥法要求量體重的原因不盡相同，但就我的觀點來看，量體重絕對是必須的，但**除了體重之外，也別忘了要量腰圍與體脂肪**。道理很簡單，不知道自己有多胖，又怎麼知道瘦了多少，或者瘦夠了沒？再者，天天測量在我看來並非必要，當然，如果你願意天天花時間量也是可以的。但減肥是長期抗戰，昨天與今天的數值變化也許只是短暫的，**起碼要將間距拉長至「周」，這樣的數值起伏將更具代表性，一周或兩周量一次都可以**。另外，既然不是天天量了，那麼就希望各位在每次測量時，能多花一點點時間，盡可能做到精確測量。

體重與腰圍的測量比較簡單，前者只要一台體重計，最好是電子式，且最小單位為一百公克，這樣會比傳統指針式的體重計量出來的體重更精準；而後者只需要一捲布尺就可以了，重點是量好了之後別忘了記錄。所有數字要集中記錄在一起，無論是一張紙、一本筆記本或者手機、電腦，而且還要記錄下測量的日期與時間，越詳細越有助於我們檢視成效。

體脂肪的測量略為複雜些，但它的重要性又比腰圍與體重重要的多。如果將減肥視為一場戰爭，那麼減肥大作戰的首要任務，就是要徹底了解自己的敵人——脂肪大軍。透過下面的說明，可以協助讀者盡快上手，除了知道「敵軍」有多龐大、多頑強外，也必須知道它們分布在哪裡，這樣才好擬訂適切的作戰計畫，一舉將它們殲滅！

如何測量體脂肪？

想要測量體脂肪有以下兩種選擇，一是前往醫療院所尋求減肥專科醫師的協助，二是利用小工具居家自我測量（見圖6-3）。到醫院或診所請醫護人員來測量，測量的結果一定會比較精準，因為醫療院所的儀器為醫療級，相對比較專業，而醫護人員也受過特定訓練並累積經驗，因此操作上會比較正確與熟練，當然能提高準確率。如果下定決心要跟全身脂肪宣戰，那麼戰前走一趟減肥專科門診，對減肥者來說是有益無害，況且，若能好好聽取專科醫師給予的建議，按部就班實行減肥步驟，也能避免減肥時不慎減掉了健康。

但是，體脂肪的測量並非一兩次就行，在減肥過程中，我們經常需要記錄這項數據，來判斷成果如何，

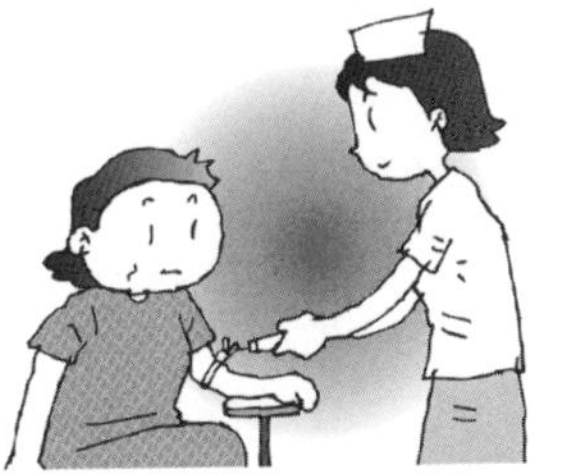

圖 6-3　體脂肪測量方式

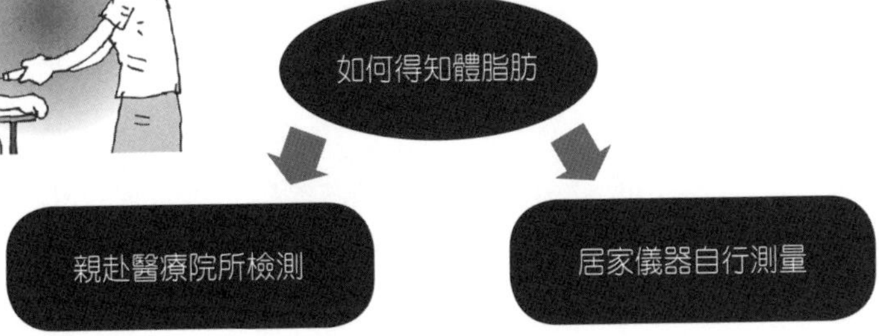

以及什麼時候該進入下一個階段。總不能為了測量體脂肪，三天兩頭地勤跑醫院吧！如果平時在家也能自我測量，再搭配定期回診測量，就能面面俱到的監控體脂肪。

如果要**居家測量體脂肪，通常都是使用多功能體重器**，常見的有磅秤式與手握式兩種。**除了測量體重外，還能計算體脂肪、基礎代謝率與內臟脂肪等**，更高階的機型甚至連體內的水分含量、骨量、骨骼肌率……等都能測得出來。倘若你的目的只是減去脂肪，那麼入門款的機型就已經很夠用了。不管是哪種廠牌，系出歐美或日韓，這些儀器的運作原理其實大同小異，不外乎是利用脂肪與肌肉組織的導電性不同，透過電阻來計算全身脂肪的比例。

使用體脂計應注意事項

使用體脂計時有兩點需特別注意，一是**測量前請確保腳底、手心（手握式）是乾燥的**，特別要避免於沐浴過後，立刻站到儀器上測量，因為體內水分的多寡會影響結果，降低參考價值。再者建議使用者，**盡可能在固定時段進行測量**，例如早上起床時，其原理就和量體重一樣。相信大家都有這樣的經驗，每天早晚的體重有時會有一到兩公斤的差距，當然不見得是一天就胖了這麼多或瘦了這麼多，變化很可能來自於體內水分的代謝或堆積，而這些水分的來來去去，不只會影響體重，也會影響我們所測得的體脂肪率。

多數人每天都維持一定的作息模式，幾點起床、幾點睡覺、喝多少水、吃幾餐，甚至連走幾步路可能都差不了多少，因此，每天盡可能選在固定時段測量體脂肪，可避免因作息差異而造成的體脂肪上升、下降錯覺。

利用多功能體重計來測量體脂肪率，是了解自己身體脂肪多寡的最佳捷徑，也方便我們監控減肥進度。不過光是知道體脂肪率還不夠，這數字只能代表一個概略的狀態，我們還需要清楚地了解脂肪分布的位置。前文已經提過，體脂肪主要分為內臟脂肪與皮下脂肪兩大類，要想掌握的更精確，又不可能天天跑去找醫生護士幫忙量，那麼除了仰賴多功能體重計之外，最好再搭配皮尺、體脂夾小工具，讓你的居家測量也有專業水準。

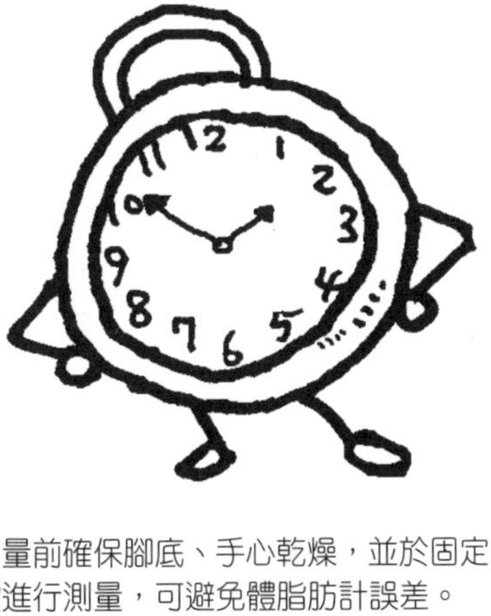

測量前確保腳底、手心乾燥，並於固定時段進行測量，可避免體脂肪計誤差。

如何測量內臟脂肪？

首先，先來談談比較簡單的內臟脂肪。顧名思義，內臟脂肪就是包覆在內臟之外的脂肪組織，因此它不會出現在手腳四肢，也不會堆積造成你的雙下巴或者是胖屁股，它們只可能形成渾圓外凸的大肚腩！想要精準的測量內臟脂肪，最好的方式是電腦斷層掃描（CT），從橫向斷面顯示出來的脂肪面積，判斷在人體腹腔中，內臟脂肪的高低。脂肪面積若為十平方公分，內臟脂肪就是一平方公分，脂肪面積若為一百平方公分，內臟脂肪就是十平分公分，依此類推。一般家庭當然不可能擁有這種醫療儀器，你也不可能只為了想知道內臟脂肪多厚，就三天兩頭跑醫院照電腦斷層，因此折衷的辦法就是**藉由一台多功能體重計加上一捲皮尺**，以及你的一雙手。

多功能體重計測量出來的內臟脂肪，數據若超過十，無論測量者是什麼性別或年齡高低，肯定屬偏高等級，如果數值在十五以上就算過高，一定要認真進行各項甩油行動。但如果測量結果在十以下就代表可以高枕無憂了嗎？不，這樣放心還略嫌過早，這時我們應該拿出皮尺，進一步測量**腰臀比例，男性不得超過〇．九，女**

性不得超過〇・八，否則仍然有內臟脂肪過高之嫌唷！

表6-2為男性與女性的內臟脂肪標準值，你是不是覺得有點不公平。為什麼同樣是內臟脂肪，女性數值「七」就算偏高，而男性若測出是「七」卻代表剛剛好？又為什麼同樣是腰圍除以臀圍的腰臀比，男性超出〇・九才算過高，女性卻是〇・八？又為什麼同樣的身高體重，男性的基礎代謝率硬是比女性高出好幾百呢？

沒錯，在減肥甩油這件事情上，沒有所謂的男女平等。女性在意「分毫之差」，只要增減一兩公斤，感覺就差很多；男性則是「斤斤計較」，往往得等到體重出現好幾公斤的變化，才開始想要計較。撇開男女對身材要求的嚴苛程度不同別說，光是天生條件，男女便存在極大的差異。

表 6-2　內臟脂肪標準值

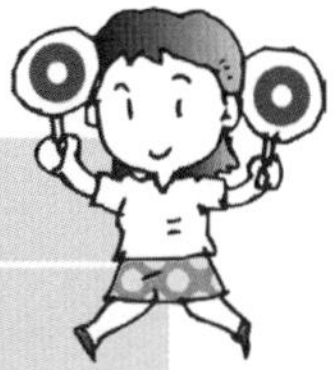

狀態＼性別	男性	女性
過低	2 以下	1 以下
偏低	2 ～ 3	1 ～ 2
正常	4 ～ 9	3 ～ 6
偏高	10 ～ 14	7 ～ 11
過高	15 以上	12 以上

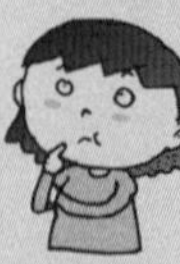

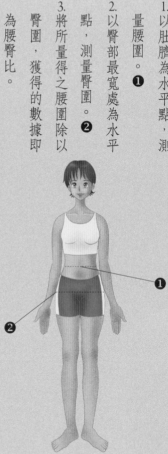

Q 腰臀比測量法

1. 以肚臍為水平點，測量腰圍。❶
2. 以臀部最寬處為水平點，測量臀圍。❷
3. 將所量得之腰圍除以臀圍，獲得的數據即為腰臀比。

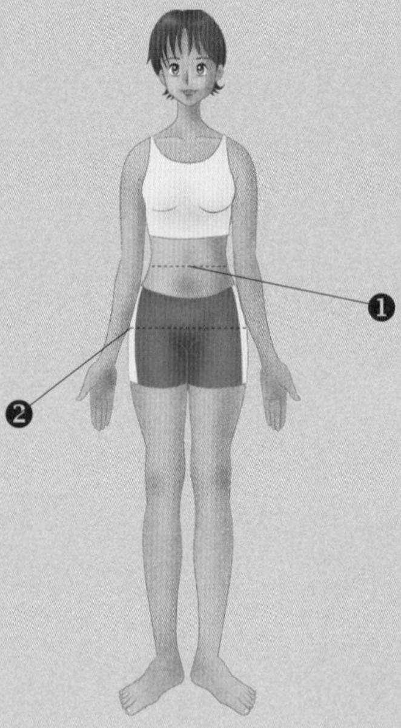

27（腰圍）÷38（臀圍）=0.71（腰臀比）

例如李小姐的腰圍為二十七吋、臀圍為三十八吋，則她的腰臀比為〇．七，未超過〇．八，仍屬標準。又張先生的腰圍是三十六吋，臀圍是三十八吋，腰臀比計算結果為〇．九四，則已超出標準值，該好好注意自己的身材與健康囉！

由於受到荷爾蒙分泌的影響，女性生來較容易囤積脂肪，特別是在皮下、臀部、大腿等處，而男性的皮下脂肪則不那麼容易堆積，反而是內臟脂肪往往略高於女性，出現在腰腹之間（見圖6-3），成為大家常講的「中廣身材」。這是因為男性的生活比較需要爆發力或速度感，所以內臟器官特別需要保護，以降低衝撞危險。總體來說，各種標準或狀態的差異，多半與內分泌、大腦運作、生活作息和運動模式息息相關。

在我的減肥門診中，常可見到一些外表身形看來挺標準的求診者，一量才知道，內臟脂肪已經過高、接近危險值（特別是因為工作需求，常得加班熬夜、應酬喝酒的人），而有些人看來雖然有點圓潤，但總體脂肪卻才超出標準值一點點，只要稍加調整，很快就能回歸正常值。因此，胖不胖光靠肉眼看不準，還是要動手量了才知道喔！

圖 6-3　男女脂肪堆積的順序

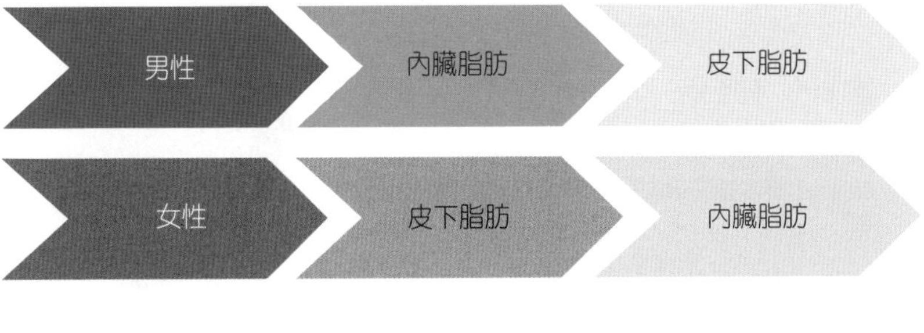

如何測量皮下脂肪？

全身皮膚下方都可以說是皮下脂肪的藏匿地，從臉頰、下巴、手臂、腰、臀，一直到大小腿，只要有捏得起來的鬆垮小肉肉，很可能就是討厭的皮下脂肪。清楚地記錄並了解皮下脂肪的增減，遠比記錄體重的高低更具指標性。而測量方法其實很簡單，僅需要一把輕巧的體脂夾（見圖 6-4），加上操作得宜，精準度絕不輸電子式的體脂計（以電流電阻來測量體脂肪，結果容易受到體內水分多寡的影響）。

測量部位以手臂、腰腹、大腿三處為主。只要先將該處的小肉肉抓起，再以體脂夾夾緊，對照上頭的數字，將所得到的三個數值相加起來，就能得知體脂肪率，而且是真正的皮下脂肪率。

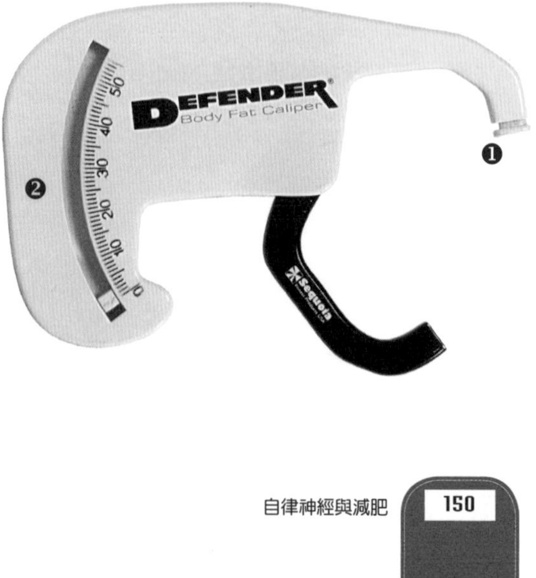

圖 6-4　體脂夾

用 ❶ 的彎鉤處夾肉，即可由 ❷ 處得知體脂率。

用這種方式測得的數值要精準，人工操作是否得宜為主要關鍵。箇中技巧難以使用文字表述，透過以下的步驟與圖6-5，希望能幫助各位讀者習得正確的方法：

※記住！位置很重要，每次量的地方都要固定，才有參考價值。

1. 手臂平舉，從腋下往外約一手掌位置，抓起肱三頭肌進行測量。❶
2. 輕鬆站立，從腰側抓起脂肪進行測量。❷
3. 站立時測量，抓起股四頭肌進行測量。❸
4. 最後將三處的數值記錄下來再相加，即完成測量。（可記錄於表6-3）

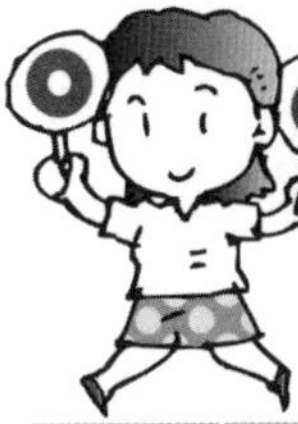

表 6-3　體脂控制記錄表

日期／部位	／	／	／	／	／	／	／
手臂							
腰部							
大腿							
總和							

圖 6-5　測量皮下脂肪三大部位

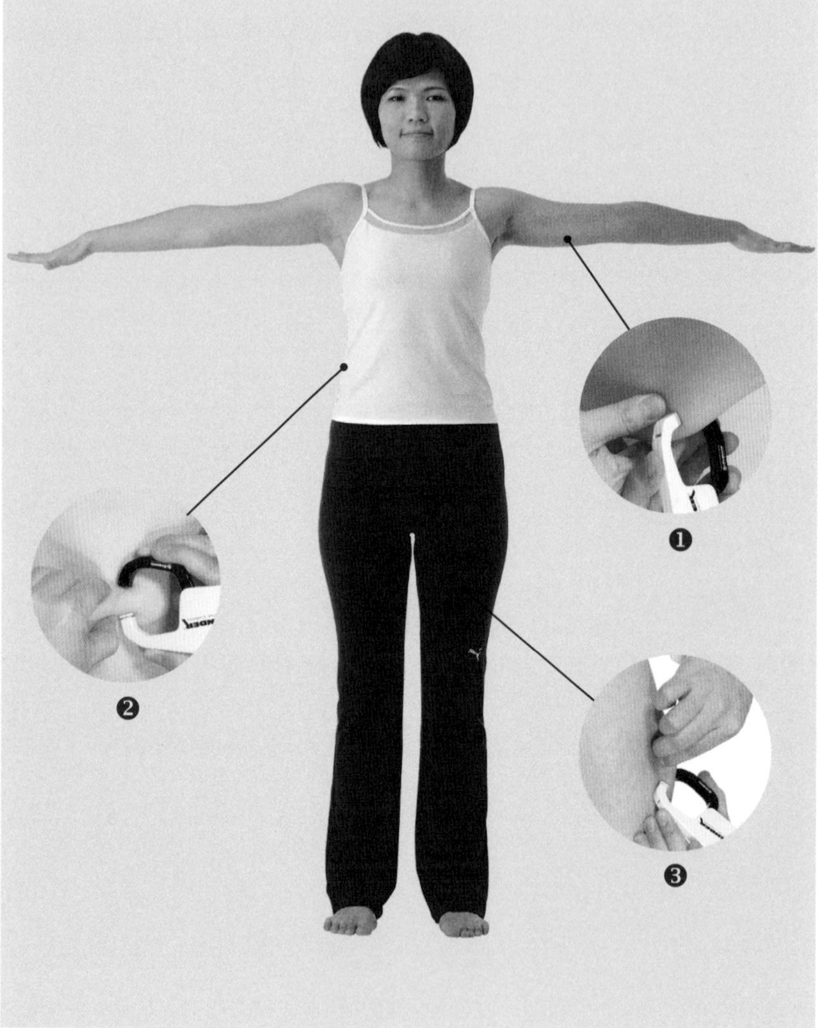

減肥Q&A

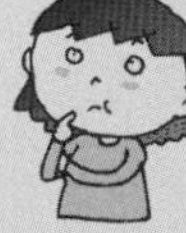

Q 怎樣判斷是內臟脂肪還是皮下脂肪？

關於囤積在腹部的內臟脂肪，還有一個很簡易的判斷原則要告訴大家，那就是當你的腰臀比超出標準時，建議你再多進行一道步驟：利用雙手捏起肚臍兩側的小肉肉，如果捏不太起來，那麼你腰間的肥肉，十之八九是內臟脂肪沒有錯，倘若可以順利捏起超過二公分的厚度，則代表你囤積的是皮下脂肪，一種比內臟脂肪更頑固、更難甩開的討厭鬼！

郭醫師貼心話

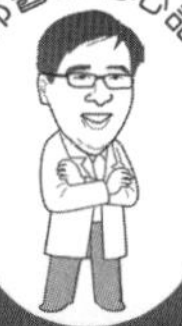

「甩掉脂肪」以及「不復胖」，是減肥過程中的兩項階段性任務，通通達成才算是完美減肥，而這當中有一道重要的關鍵，叫做「時間」。因此，請大家多付出一些耐心，無須過度嚴苛，才能快樂、穩定、持續的瘦下去。

接下來要介紹的，就是各位讀者最關心，也是減肥實作篇最重要的精華——成功減肥的五堂課！

CH7 成功甩油、永不復胖的5堂減肥必修課

正因為我曾經是個大胖子，所以格外了解胖所帶來的諸多不便與負面影響，也因此，我將個人經驗與多年來減重門診中所獲得的實際臨床經驗，歸納整理成減肥必修的五堂課。表面上看來，這五堂課的重點都和飲食有關，但事實上，這五堂課也是利用循序漸進的方式，在調節飲食同時，也幫助你的自律神經重新找回規律，回歸和諧狀態。一旦自律神經恢復正常，你也就自然、輕鬆擺脫肥胖。更棒的是——從此不用擔心復胖，還同時找回失去的健康！

第一堂課——晚餐就該晚點吃

「吃飽犯睏」的經驗大家一定都有過，飽餐一頓後總是特別容易呵欠連連。針

對這點，相信上班族的讀者應該格外認同吧！每次吃完午飯，一定要利用午休時間好好打個小盹。說也奇怪，平常有失眠問題，晚上躺在床上翻來覆去好久才睡得著的人，一趴在桌子上，卻能迅速進入熟睡狀態。這時，最教人生氣的莫過於珍貴的午休被打擾，此時若有客戶或廠商打電話進來連繫工作，放下話筒的同時絕對是罵聲連連。

但午休和減肥有什麼關係？文和這堂課「晚餐就該晚點吃」有什麼關係呢？其實我想說的是——**我們可以利用「吃飽想睡」的生理本能，調節晚餐時間，晚點吃，讓這項本能幫助我們更好入眠，而睡得好，人就容易瘦。**

晚餐和睡覺時間最好間隔3小時

按照人體的循環運作法則，食物進入身體轉化為能量的過程，我們稱之為「消化」，此時人體的副交感神經會比較活絡，好讓腸胃能在放鬆的情況下好好蠕動，提升消化效率。反之，如果飯後無法好好放鬆，因為工作或其他緣故必須強迫自己打起精神，那麼我們的副交感神經就會感覺混亂，進而影響胃腸蠕動，這也是為什麼有些人如果在飯後緊接著開會，或做其他需要集中注意力的事情，總會感覺胃不舒服、消化不良的緣故。殊不知真正的問題是，你沒有在正確的時間做正確的事情。而「吃飽想睡」原本就是正常的，想要身體健康，就應該順應身體的需求，在大腦發出訊號時照著做。

既然吃飽了會想睡覺，那麼反推回來，是不是睡前吃點東西，會讓我們更好睡呢？答案是肯定的。所以我主張晚餐應該晚點吃，和睡眠的最佳間隔時間為三小時，就算想拉長一點，最好也別超過四小時，趁著副交感神經仍在活絡作用時，讓我們徹底放鬆，順利進入睡眠狀態，良好的睡眠品質可是減肥的超級好幫手喔！

還記得在第四章我曾提到瘦體素（leptin）與生長激素（ＨＧＨ）嗎？這是兩種所有減肥人都應該熱烈歡迎並張開雙臂緊緊擁抱的荷爾蒙，前者會對身體說：「你飽了，你有足夠的熱量了，你不需要再進食了。」；後者則會告訴身體：「把脂肪拿出來用吧！分解它！燃燒它！」

聽起來很振奮人心吧！那要怎樣才能讓瘦體素與生長激素大量分泌呢？簡單說就是睡飽點、睡好點。因為當我們進入**深層睡眠狀態時，大腦就會指示這兩種激素好好分泌，讓人不感覺飢餓（瘦體素）並且分解脂肪（生長激素）**，而「睡好」對減肥的幫助還不只如此，良好的睡眠品質可以幫助人的新陳代謝率維持在高速運轉的狀態，這也是減肥者所迫切需要的。

晚餐太早吃，缺點多多

你可能在其他書籍或報章、電視節目中，看過或聽過類似這樣的話。

「晚餐一定要早點吃，太晚吃的話，到睡前還消化不完，會害腸胃系統開夜車，缺乏休息，對健康不利。」

「晚餐最好在六點之前就吃完，而且要吃少一點，盡可能在睡覺前讓身體完成消化工作，才不會囤積熱量，才容易瘦下來。」

但若從自律神經運作模式來看，上述說法不盡然正確。

我們人體的腸胃蠕動是全年無休的，差別只在於速度的快慢，而消化需要的妥善蠕動得靠副交感神經來發號施令，什麼時候副交感神經會上場呢？就是在放鬆與休息的時候。我們睡眠的時候，正好可以隔絕外界的干擾，讓腸胃好好在放鬆狀態下，完成消化吸收的工作。相較之下，在我們清醒的時候，因為得專心工作或學習，反而不利胃腸消化吸收。

再者，把晚餐看做發胖的頭號敵人，以節制晚餐為主要減肥方式的人，一天之中吃得最少的一餐就是晚餐，若問他們晚餐都吃些什麼，可能有九成的人會回答：「多吃蔬果，少（或拒絕）澱粉」，殊不知這樣反而更不利減肥。

「一日三餐，定時定量」，是過去為了配合早睡早起而定的生活作息，但現代人早就不是「日出而作，日落而息」了，飲食的節奏與規律當然也該跟著調整。**晚睡晚起的現代人，如果早早在六、七點前就吃完了晚餐**，距離就寢時間起碼還有五、六個小時，若是個夜貓子（許多肥胖者都是），時間就會拉得更長了。這樣會導致兩種結果，**一是餓到睡不著，二是忍不住飢餓而大開吃戒**，因此還不如晚點吃，把宵夜也一併解決，不是嗎？

許多減肥患者曾向我表示，自己有半夜餓到睡不著的經驗。而只要睡不好，瘦體素與生長激素就沒有機會出來幫忙，導致新陳代謝跟著下降，而且身體還會基於補償心理，囤積最令人憎恨的脂肪。

更悲慘的是忍著忍著，最後忍不住的那種人，他們會在午夜時分決定放棄，乾脆爬起來大啖宵夜，加上因為極度飢餓與極度壓抑造成的壓力，讓人下意識選擇高油高糖高鹽的「壞」食物，一不小心就熱量大超標，這樣對減肥有好處嗎？當然不！

在前面的篇章裡我們已經介紹過「壓力型肥胖」，那是一種因為壓力所引起的熱量囤積需求，讓人忍不住多吃，而吃了之後身體又選擇不代謝。節食過程中，特別是**激烈的節食，容易導致非常典型的「因壓抑而形成壓力」，所以越拚命想忍住，反而就會越想吃**。

減肥Q&A

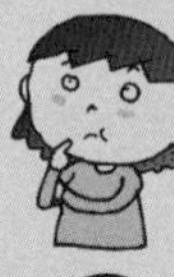

Q 越忍越想吃，都是壓力惹的禍！

二〇〇七年澳洲墨爾本迪肯大學（Deakin University）曾發表一篇實驗論文，他們以兩百二十五名學生做為受試者，分別計算他們在有無壓力的狀態下，熱量攝取情況。結果顯示，在備感壓力的一天當中，學生們的熱量攝取竟多出平均一〇%！文末還推論，慢性生活壓力會讓人需要更大的能量和可以更快速提供熱量的食物（多半是垃圾食物），而這便容易造成所謂的「壓力型肥胖」。

晚餐應增加蛋白質攝取量

「晚餐最好的選項是多蔬果而少澱粉，才不會在睡前又吸收了一堆碳水化合物，然後因為進入睡眠狀態而無法消化，通通變成脂肪囤積起來。」

真的是這樣嗎？如果目的是不希望脂肪囤積，那麼或許行得通吧！但如果希望減脂瘦身，進而擺脫一身贅肉，這樣的晚餐內容恐怕無法幫到你的忙喔！

贅肉往往不是肉，身體上一塊塊看來礙眼的傢伙，其實是脂肪組織居多，而脂肪組織則是由一顆顆的脂肪細胞所組成，這些脂肪細胞雖然不會憑空消失，任我們再怎麼減肥，它仍然存在，但我們可以努力使它縮小不長大，藉此維持好身材。許多人的胖是吃出來的，卻很少人知道，瘦也可以靠「吃」來達成，辦法是——吃得對！

對於身體健康且無減肥需求的人來說，只要每天每餐都有攝取各大類食物，不用刻意調整或偏廢，均衡攝取就是最棒的飲食方式，但對過胖、脂肪過剩者來說，則應該聰明把握每次進食的機會，才能在滿足口腹之慾的同時，又能加速瘦身！因此我建議**減肥者在每天晚餐中，最好能增加蛋白質攝取的比例，因為蛋白質不僅可以讓我們長肌肉，也能幫助燃燒脂肪**。而且睡前一餐吃點蛋白質，再搭配少量的碳水化合物，協同作用下能讓色胺酸進入大腦，達到放鬆交感神經的作用，使我們睡得更香更穩。這也是我先前一再強調的，好睡就好瘦！

請注意！我建議的方法是調整「比例」而不是「分量」喔！例如這餐預備攝取六百大卡的熱量，可以讓其中有比較高比例的熱量來源為蛋白質，而不是額外多吃數百大卡的蛋白質！

除此之外，建議**還可以適時補充一些能幫助脂肪燃燒的保健食品，例如硫辛酸或亞油酸**等等。但要提醒各位讀者的是，這些營養品不是偏方更不是仙丹妙藥，不會今天吃明天就瘦，也不是吃越多就越有效，換言之，如果我們一邊補充硫辛酸，一邊吃著薯條炸雞，那麼脂肪還是會賴著你！這些保健食品能給予的是協助，在配合飲食、作息調整之餘，加速體內脂肪的燃燒。

偶爾吃點宵夜也無妨

提到吃宵夜，減肥者大概會全體一起尖叫吧！有不少肥胖者、特別是壓力型肥胖者，會帶著又愛又恨的口吻說：

「我會胖就是宵夜害的！」

「減肥絕對不能吃宵夜啊！會胖死喔！」

人真是奇妙的生物，越是想忍住不吃，往往就越是想吃，因為當下我們滿腹心思都圍繞在「吃」與「不吃」的掙扎中，一邊想著要減肥，一邊又想著要滿足口腹之慾，說真的，如果不是這樣的刻意忍耐，原本可能還沒有這麼渴望進食，但**「想吃卻不能吃」的感覺，會強化我們對吃的需求**，讓心裡頭的想吃指數瞬間破表，如同皮球拍得越大力，反彈也越高一樣。終於，惡魔打贏了這場拉鋸戰，你暫時拋開減肥這件事，視死如歸地奔向美食，食慾在壓力的催化下高漲，超越臨界點之後，人特別容易一不小心就失控，暴飲暴食了起來。

可是吃完後，你會覺得滿足嗎？不，根據門診的臨床統計，高達九成以上的減肥者會在吃完當下立刻感到懊惱後悔，下定決心發誓自己下回絕對不偷吃，想法較激烈一點的人，甚至可能直接選擇催吐（這是最最不好的笨決定，聰明的讀者千萬別跟著學）。可是，一兩天後，當那個「下回」來臨時，你就會用更高的標準嚴格限制自己，給自己帶來更大的壓力，到最後，惡魔會戰勝天使，如此一次又一次的惡性循環。

因此基於「吃飽好睡，好睡就好瘦」的邏輯，我想要為宵夜小小平反一下，其實它沒有那麼糟，一吃就害人肥，關鍵還是在於我們什麼時候吃，以及吃了什麼。事實上，**如果懂得如何聰明吃宵夜，只要選擇正確，甚至還能幫忙燃燒脂肪呢！**

畢竟減肥是一場卡路里消耗戰，吃得越多，你的敵人就越多，這場仗你打起來就會越吃力。所以，請別以為我說的是肆無忌憚地吃宵夜，這樣是不會越吃越瘦的。我這兒指的宵夜是，如果你沒辦法延後晚餐的時間（延後至睡前三、四小時為最佳），晚餐後到睡覺的間隔太長，以致於上床前若不吃點東西，會讓你餓得很難受，甚至影響睡眠品質的話，在此大前提下，建議不妨吃點宵夜。可是這時候「怎麼吃」也是有技巧、有限制的。

別忘了，自己的作息與身體狀態自己最清楚。舉例來說，倘若你已經知道大約在飯後五小時你會開始感覺餓，或者在睡前一小時你會開始想吃東西，那麼建議你，在這種感覺來臨前，先吃點東西墊肚子，千萬不要死撐活撐，讓自己忍到非常難受，因為嚴格限制飲食所形成的壓力，會讓我們真的很「難瘦」！

如果在非吃不可或忍受不住前我們就先進食，可以阻斷「忍耐不吃」所產生的壓力，除此之外，緩緩上升的血糖也能穩定情緒，甚至帶來一點愉悅的感覺，如此便能有效避免自己在一時衝動之下攝食過量。加上如前文所提，進食後會比較容易入睡，而良好的睡眠品質又對甩開脂肪大有幫助，瞧，這樣不就是宵夜帶來的良性循環嗎？

等等、等等，可先別急著歡呼或開始大吃大喝喔，我說過了，宵夜必須在特定條件限制下才能吃，首先**第一項條件就是總量管控。宵夜不是多吃的，而是應該將它納入全日熱量計算中**。比方說經過計算，為了減肥我們一日能攝取的熱量為一千五百大卡，倘若你是非吃宵夜不可的人，建議你調整全日的熱量分配比例，從正餐中挪移一點出來，將白天的熱量攝取限制在一千兩百大卡以內，預留三百大卡左右的額度，讓我們愉快又不必帶有罪惡感的夜祭五臟廟。

第二項條件還是跟熱量有關，那就是無論你整日可攝取的卡路里總量是多少，請務必將**宵夜的熱量控制在三百大卡以內（能更少當然好）**。要知道，宵夜不比正餐，不是要讓你真正吃到飽，而是做為安慰劑與助眠之用，淺嘗即止便能達到這兩種效果。況且只要懂得怎麼吃，三百大卡的熱量其實還是能帶來相當程度的飽足感喔！

減肥
Q&A

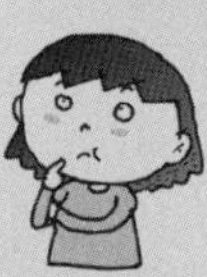

Q

宵夜怎麼吃才吃不胖？

說到吃宵夜，你腦海中會浮起哪些食物畫面？愛吃甜食的女孩們可能會想要來杯熱奶茶，搭配鹹派或蛋糕；無肉不歡的肉食主義者，會偏好來塊炸雞排或來幾根烤肉串；愛喝湯湯水水的可以選擇甜的紅豆湯或鹹的廣東粥；不喜歡出門的宅男宅女，也有爆米花、洋芋片等各式零食可以豐富宵夜人生；喜歡逛夜市的人那誘惑就更多啦！油炸臭豆腐、麻辣鴨血、大腸麵線、蚵仔煎、清蒸肉圓、鹹酥雞、東山鴨頭、魷魚羹……等，應有盡有任君挑選！

好啦！問題來了。減肥可以吃宵夜，吃宵夜不一定會胖，這些話言猶在耳，但是……吃這些怎麼可能不發胖呢？這不是前後矛盾自打嘴巴嗎？不是的，害我們發胖的，並非是在睡覺前吃的宵夜，而是我們做了錯誤的飲食選擇。上述常見的宵夜選項，別說當宵夜吃會胖，就算是當午餐或晚餐吃，也照樣會為身體快速累積驚人的卡路里，而且絕大多數是以脂肪的形式囤積喔！

來看看以下更具說服力的實際案例。

請想一想，天底下吃飽睡、睡飽吃的人（或生物）可能有很多，但其中不發胖的有誰呢？答案是小寶寶。小寶寶的主要生活作息不外乎吃和睡兩大項，而且就算一歲之後斷奶離乳，開始和大人們吃一樣的食物，睡覺前，媽媽總還是會泡一瓶配方奶，讓他們喝了好睡覺，一直喝到五、六歲，甚至上小學之前的，也大有人在。這些寶寶往往只會長肌肉不長脂肪，長身高不長肥胖，原因何在？就是攝取了正確的養分，所以會成長茁壯，而不是單單囤積脂肪。所以顯然宵夜的問題不在於什麼時間吃，而是吃什麼！

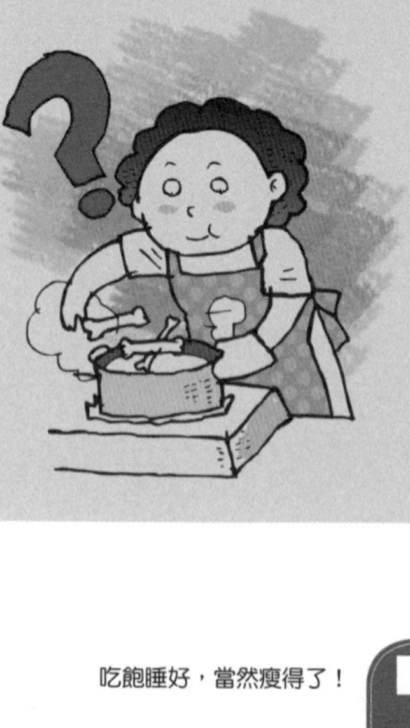

先讓我們使用刪去法，避開高熱量的地雷區，因為這些食物的升糖指數多半偏高，容易加速脂肪的堆積，更糟糕的是，它們能創造的飽足感

極為短暫。這些「食物」在名稱上有些共通點，舉凡「XX酥」、「XX羹」、「XX濃湯」或者「焗烤〇〇」、「油炸〇〇」，都是減肥時應該敬而遠之的。白天偶爾少量吃一點或許還能被允許，但如果是宵夜，則完全不應該出現。

再者我們可以從外觀上來做判斷，有外皮、呈現透明感的，例如肉圓、水晶餃，因為其製作成分的關係，所以不太建議；而成丸狀的、看不出食材原本形狀者，像是貢丸、魚丸之類，同樣也少吃為妙，姑且不論它是否手工製造，或者過程中有沒有化學添加物，就算食材純天然好了，這類食物必定需要大量油脂來維持口感。以貢丸來說，豬油與豬絞肉的比例恐怕就有一比一這麼高（甚至更多）！你以為自己吃到的是豬肉？其實根本是豬油！

最後還要避開醬料，像是沙茶醬、白醬、千島醬等；吃起來口感QQ的料理，如地瓜球、芋泥球、湯圓、麻糬等；以及過於辛辣刺激的蔥、蒜、辣椒、洋蔥，還有柑橘類與巧克力，因為這些食物都比較容易讓我們精神亢奮，影響睡眠品質。遵循上述注意事項，所選出來的宵夜應該就可進入安全範圍了。

第二堂課——多喝水

中國四大經典名著之一《紅樓夢》裡曾有這麼一句話：「女人是水做的。」其實何止女人，男人也是水做的。水分占我們身體重量的七〇％，除了血液外，肌肉、骨骼、脂肪、細胞也通通都含水。而我們聰明的大腦在運作時，有個最高指導原則，就是維持生命，保留能量，因此舉凡無用的，便不容易長時間留存在身體裡；由此可知，水分對身體運作有相當程度的重要性。

攝取水分對身體健康的好處，相信一般人早已耳熟能詳，其中最普遍被提及的，就是水能夠幫助排除廢物與毒素。但許多人都不知道，其實水分在體內的工作不僅僅於此，它參與了人體每一項生化反應，是的，你沒有看錯，是每一項，包括我們最在意的脂肪燃燒。現在水分在你心裡的排名是不是又向上提升了呢？到底水在我們體內如何妥善分配給各單位使用呢？它們的代謝與調節，又是誰的責任呢？答案是「自律神經」！它負責統籌分配，並協調身體到底需要多少水分，過多或過少時該由哪裡來負責排除或吸收，而這一連串的過程，就能啟動新陳代謝，消耗能量，對於減肥者來說是好消息。

喝水如何幫助減肥

水是最好的溶劑，是體內環保不可或缺的載具，任何養分要送入細胞或任何廢物要排出體外，都得藉由水分來運送。那麼針對減肥，水又提供哪些直接或間接的幫助呢？主要有五項，分別是**「消除水腫」**、**「促進腸胃蠕動」**、**「燃燒脂肪」**、**「抑制食慾」**、**「舒緩情緒」**。

消除水腫

乍聽喝水能消除水腫，相信有不少人會感到疑惑：「水腫不就是水分太多害的？怎麼會透過喝水來消除呢？」其實不然，上述這句話隱含兩個迷思。首先，水腫不是水喝太多害的，是我們口味太重所致，過多的鹽分與醣類都算喔！

當我們從飲食中攝入過多鹽分時，身體的鈉含量就會偏高，進而刺激自律神經，讓人感覺口渴，主動補充大量的水分。這些水分用來做什麼呢？就是伴隨鈉從細胞外進入細胞內，平衡細胞內外的鈉離子濃度，如果鈉的濃度高到一定程度，這種口渴的感覺會持續發生，迫使我們攝取大量水分，而過多水分陪同進入細胞內滯留不走，就會形成水腫。吃太甜或醣類攝取過量也有類似的問題，因為甜食或精緻的醣類會促使胰島素分泌，而胰島素又會阻礙鈉的自然代謝，當身體的鈉排不出去，鈉離子含量自然偏高，不怎麼好看的水腫自然跟著出現了！

再者，水分的來源有許多種，茶、咖啡、湯品或者食物中的含水，都是可以被人體吸收利用的水分，不單單只有白開水。其中像咖啡或茶水，前者富含咖啡因，後者有茶鹼，均有利尿的作用，對於排除多餘水分很有幫助，而且熱量極低。不過對於因**自律神經失調的肥胖者**來說，**若有水腫困擾，建議喝茶比喝咖啡好**，以免喝了咖啡過度刺激交感神經（茶鹼雖然也會，但強度不比咖啡因），讓人夜晚無法安睡，反而更不利減肥。

促進腸胃蠕動

腸胃蠕動順利，消化就會好，且不容易便祕或累積宿便，對壓力型肥胖者而言，

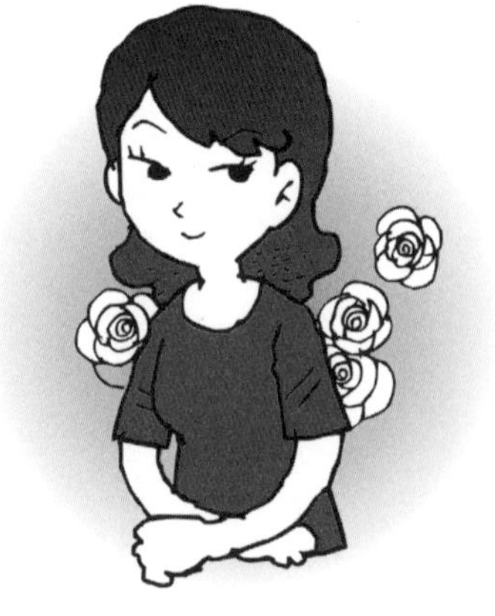

喝水好處多多，除了可以消除水腫、促進腸胃蠕動、燃燒脂肪、抑制食慾，還能舒緩情緒。

兼具減肥與促進健康的雙重作用。自律神經失調的症狀很容易反應在腸胃功能異常上，特別是壓力型肥胖者出現的頻率尤其高。這類型的肥胖者普遍有消化不良、胃痛、容易腹瀉或便祕等情況，但做了許多胃鏡或腸鏡檢查，卻檢查不出器官本身有什麼毛病！因此建議除了尋求專業醫師協助外，也應該養成多喝水的好習慣，讓水分刺激胃腸道，恢復正常蠕動是第一要務。而不再便祕或清除宿便之後，容光煥發的好氣色與立刻小了一圈的腹圍，則是額外的福利。

燃燒脂肪

喝水為什麼可以燃燒脂肪呢？在本堂課一開頭我便說過，水分參與了人體每項生化反應運作，包括脂肪的燃燒。脂肪燃燒得經過一整串的連鎖反應，第一個動作就是將脂肪拆成脂肪酸與甘油，而此過程便稱之為「水解」，是需要足夠的水分才能進行的。在其他的生化反應中，水分的地位也同等重要，因此，一旦水分攝取不足，這些生化反應可能就無法順利進行，不僅不能好好燃燒令我們痛恨的多餘脂肪，更嚴重的是將會全面影響健康。這也是為什麼有人可以承受七天的斷食，卻沒有辦法三天不喝水。

「生化反應」一詞看起來可能有點陌生，換個方式說吧！除了「燃燒脂肪」以外，「囤積脂肪」也是一種生化反應，其餘像是「分泌各種荷爾蒙」、「分解葡萄糖」、「製造膽固醇」、「製造膽汁」、「生成紅血球」、「合成蛋白質」、「合成DNA」……等等各種與代謝、消化、吸收、合成、分解、轉化有關的體內行為，都屬於生化反應。這些過程是為了穩定、維持生命而存在，在進行過程中，除了需要「原料」（以分解葡萄糖來說，總得先有葡萄糖才行吧！），也需要能量來催化，就好比我們想開車去某地，除了得先有輛車，還得為它加油才能跑一樣。

生化反應的過程本來就是一種能量消耗，「進食與消化」即為最直接的例子。人進食是為了補充熱量，但為了要消化這些食物，身體先得提供一些熱量，才能推動消化這項生化反應，此為所謂的「攝食生熱效應」。單就這一項，便約莫占去我們每日所需熱量的一〇%，因此可別小看生化反應對熱量消耗的功勞。減肥需要的是什麼？需要提升基礎代謝率、需要增加熱量的消耗，要是體內缺水，讓種種生化反應停擺可怎麼得了？補充足夠水分之於減肥的重要性，由此可見一斑。

抑制食慾與舒緩情緒

至於喝水如何抑制食慾與舒緩情緒，相對上述種種就顯得單純許多。第一是人的胃部空間有限，拿一部分來裝水，可以裝食物的空間就少了。再者，喝水可以刺激副交感神經的活絡，作用除了前面提及的「促進腸胃蠕動」外，也有助於抑制食慾和舒緩情緒，兩者都與放鬆這件事情有關。

不曉得你是否曾注意過，戲劇節目中常出現以下橋段：當某人很生氣或很激動的時候，旁人就會端來一杯水，說：「來，喝口水，不要生氣了！」而劇中人物喝了幾口之後，也就沒那麼憤怒，真的平靜下來。可能基於職業病所致，每回看到這樣的畫面，我總是忍不住想，戲劇果然可以部分反應人生，因為這樣的情節安排的確十分貼近現實。

在交感神經過度亢奮時（生氣便是其一），大腦會察覺到壓力，為平撫緊張情緒，進食的慾望就會增加，但透過**喝水這個動作，特別是一口一口慢慢喝，可以調節呼吸氣息，提升副交感神經的作用，食慾就會相對下降**。至於情緒？人都已經放鬆了，還會有什麼激動的情緒呢！一杯平凡的水竟然能有此功效，很神奇吧！

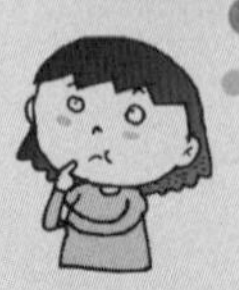

Q 有人說喝水會變胖，是真的嗎？

天底下如果真有人是喝水喝胖的，那肯定要破金氏世界記錄了。該人的體質必然極為特殊，竟然光靠一點熱量也沒有的水，就能生成脂肪，變成胖子。

喝水之所以會讓少部分人產生「變胖」的錯覺，問題還是出在飲食口味過重導致水腫。對外食族來說，這點有時難以全面防堵，但仍然有亡羊補牢的作法。一旦察覺自己水腫了，除了要注意接下來的飲食盡可能吃得清淡些以外，不妨選食利尿的食物（如小黃瓜、冬瓜）或喝些綠茶，加速滯留水分的排除。

倘若你沒有上述困擾，只是單純煩惱喝水導致肥胖，那麼請放心，喝水不但不會發福，還可以幫我們瘦身，在每日三千C.C.的範圍內，都是安全的飲水量。

水該怎麼喝才對？

水固然可以幫助減肥，但可不能隨便就往嘴裡猛灌，要懂得如何喝水才是關鍵。首先來談談喝水的分量吧！水對減肥既然有幫助，是否多多益善，盡情喝到飽呢？不，當然不是的，而且這樣做，身體「一定」很快就壞掉！

光喝水不攝取其他食物，身體就沒有養分可以運作，連生命都會受到威脅，哪還能管胖瘦問題？何況水量攝取過多會導致「水中毒」，嚴重的話還可能致死。

那麼，究竟應該喝多少水，才能讓水發揮最大功用又免除水中毒危機呢？答案分別是兩千C.C.和三千C.C.。如果你的**體重在九十公斤以下**，那麼**每天兩千C.C.的水**已足夠應付你的代謝循環；倘若**體重超過九十公斤以上的肥胖者，則建議一天至少要喝水達三千C.C.**。這是因為在減重的過程中，你的身體會比體重較輕者產生更多尿酸，為了將它們通通排除，不沉積在體內形成痛風，自然需要更多的水分。

知道應該喝多少分量的水後，接著就該了解應該怎麼喝。

「怎麼喝？喝水還有步驟嗎？不就拿個杯子裝一杯，或是瓶蓋打開，對準嘴巴咕嚕咕嚕喝下去啊！」

在門診中衛教患者喝水時，常有人這麼回答我，覺得喝水哪有那麼複雜，從小到大不知喝過多少了，哪需要教他們怎麼喝！其實喝水和呼吸、睡覺一樣，看似稀鬆平常，是每人、每天都會做的事情，卻不知道它影響健康甚深。嚴格說來，喝水不僅有方法之分，還有時機之別，都做對了，才能讓水分在身體內進行最高效率的應用。

喝水的方法：多次、少量、緩慢

將每天應該攝足的水量，分成八至十二次來飲用，特別是過去沒有養成喝水習慣的人，次數可以再增加，分成二十次也無妨。若硬要你每次都喝三百C.C.的水，可能會讓你感覺非常痛苦，甚至一想到喝水就噁心反胃，如此一來，反而會半途而廢，還不如每次都少量少量的喝，喝足分量最緊要。

許多人一聽到我交代要喝足兩千C.C.的水，回家馬上準備一只大水壺，然後每天早上裝入兩千C.C.的水，隨身帶出門，準備一日飲用。結果呢？多數的人根本沒喝完，水壺裡經常剩下三〇、五〇%的人多得是。為什麼會這樣呢？其實這是很簡單的心理問題，也是一種訂目標的小哲學。「喝到兩千C.C.的水」和「喝完兩千C.C.的水」，結果雖然都是喝了兩千C.C.，但過程給人的感受卻大不相同。前者像是加法，後者則是減法。加法會讓我們感覺離目標越來越近，而減法卻一直提醒我們離目標還有多遠，因此前者比較容易創造成就感，後者則是形成壓力與挫折，是減肥時最不樂見的。

所以，換掉你的大水壺，直接使用體積較小的容器吧！如果你是很能喝水也不排斥喝水的人，可以準備個馬克杯，每杯容量大約三百C.C.左右，如果喝水對你來說比較接近苦差事，那可以準備咖啡杯，一杯大約兩百C.C.，或者乾脆利用養樂多空瓶，裝滿也有一百C.C.喔！想到就喝，每次至少喝足一杯，若感覺不夠還能追加，整天下來，要達成目標也沒有那麼難。

至於緩慢，則是指**喝水的速度，要慢慢地一口一口喝**，而不是嘴巴張開，直接將水倒入喉嚨猛灌。許多人在勞動或運動後喜歡這麼喝水，感覺似乎很爽快，但其實這是非常不好的，除了容易因為喝太快而喝入過多空氣，害我們嗆到、打嗝或脹氣外，細胞在很短的時間內，一口氣接收到超出人體負荷的水分，無處宣洩之餘只有兩個選項，一是堆積在體內影響代謝，二是乾脆放棄，命令腎臟加速工作，將水分悉數排出，不僅白喝一場且又傷身！

因此針對肥胖者，特別是**壓力型的肥胖者**而言，**最好的喝水節奏是配合呼吸**，喝的時候慢慢深吸一口氣，氣吸足了，水也進入口中，吞嚥時閉氣止息，吞下去之後再吐氣，這樣的速度不僅可以讓水分緩緩進入身體，獲得效率較好的吸收，還可**以穩定情緒、平撫壓力、抑制食慾**，更重要的是，對自律神經的調節相當有幫助喔！

在不同時間或狀態下喝水，會有不同的效果，喝對了，事半功倍，喝錯了，事倍功半，這就是喝水的時機之別，讓我們從一日之計開始說起吧！

一日喝水計畫

起床後喝水三百C.C.

起床最重要的事情不是吃早餐，而是喝杯水。可以的話請至少喝三百C.C.，且以白開水為宜。如果覺得無味不好入口，可以丟片檸檬來增加口感，但請不要用果汁、豆漿、牛奶等飲品來取代，因為這些飲料除了水分，還有糖、蛋白質、纖維質等，一喝下去你的腸胃和相關內分泌，就得開始工作準備消化它們，有違起床第一杯水的本意唷！

這杯水的作用主要有二，一是讓我們的體內機制跟身體一同醒來，才不會有「人明明起床了，卻感覺渾沌沒精神」的狀況，第二則是補充水分。

經過一夜睡眠，雖然躺著不動，但仍然會有水分因呼吸或發汗而流失，因此晨起時身體是有些缺水的，乾乾的嘴巴與喉嚨就是最佳證明。這時候為身體送入一杯及時水，可以解身體的渴，讓血液濃度回復正常，穩定血壓（銀髮族容易在清晨中風，就是因為早上身體缺水，讓血液變得太濃稠，才會導致血管堵塞），也可以提供各種生化反應使用，特別是廢物的運送。通常這杯水一喝下肚，大約三十到四十分鐘左右，人就會有便意了。

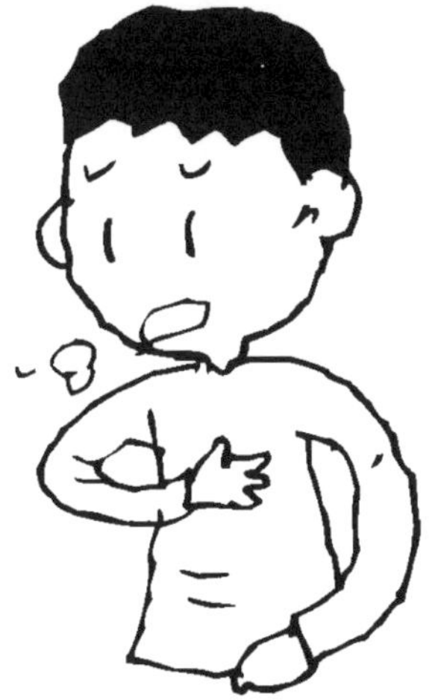

起床後喝水 300C.C.，為身體補充水分。

用餐前和用餐中喝水四百C.C.

關於喝水與用餐之間的時間調配，有許多不同的說法，有人主張飯前，有人說飯後，時間間隔有人說是提前三十分鐘，也聽過十分鐘的說法，眾說紛紜。到底水應該在吃飯前喝比較好，或者在飯後喝比較適當呢？以減肥來說，我會選擇「飯前」，但並不需要提前到三十分鐘，我的建議是從飯前開始喝到吃完飯。

坐上餐桌準備開動時，第一個拿起來的不是筷子或湯匙，而是你的水杯。先緩緩喝至少一百C.C.後，再開始用餐，接著就邊吃邊喝，直到用餐結束。所謂的邊吃邊喝，不是要你一口飯、一口水，而是每吃幾口飯，就喝口水潤潤喉，只要記得把「喝水」這個動作納入你的用餐流程即可，不必過度嚴苛的加以規範。

這麼做對減肥有什麼幫助呢？**在用餐之前喝水**，讓水分比食物早一步進入消化系統，有**抑制食慾的作用，而邊吃邊喝則能增加飽足感，兩者都可以避免過度進食**。不過在吃飯時喝水也得注意水量，不要喝太多，建議以**不超過四百C.C.為宜**，否則很容易導致胃食道逆流。因為當水分與食物一起出現在胃裡時，為了避免還沒有被好好消化的食物流走，胃的出口會塞住，這麼一來，雖然留住了食物，卻也留住了水分，這就是飯中喝水會產生飽足感的原因之一。一旦我們喝過多的水，卻又無法從出口排出，便很可能往上湧，形成胃食道逆流。

除了起床與用餐這兩個時間點外，白天清醒的時候，建議大家每隔三十至六十分鐘就起來喝點水，別等到身體缺水，發出口渴訊號，才想起該補充水分。勤於喝水，一方面可以趁機走動，變化一下姿勢、增加活動量，二來也能落實分次少量的喝水法，有利於水分吸收，對健康是有益無害的。

睡前一小時不喝水

最後要提醒各位的是，睡前一小時盡量避免喝水。壓力型肥胖者普遍睡眠品質不佳，已經淺眠、多夢、睡不好了，若是夜半尿意頻頻得不停中斷睡眠，那真的是很叫人受不了。內分泌異常型的肥胖者代謝通常不太好，睡前喝水的結果就是隔天會水腫。再者，此型肥胖者本身已有頻尿困擾，睡前若再大量喝水，恐怕就得做好一夜無眠的心理準備。印象中有一位李媽媽正是如此，她曾創下一個晚上起來十七次，就為了解尿。為了一夜好眠，請務必記住，睡前一小時盡量避免喝水，如果真的覺得很渴，不妨先含一小口水在嘴裡，待口腔濕潤後再吞下，應該可以緩解口乾舌燥的感覺。

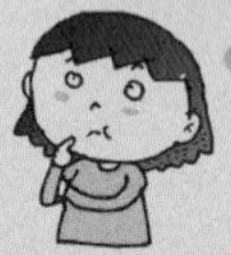

Q 只要有水分，喝什麼都好嗎？

撇開從食物中攝取到的水分不提，單就液體形態的水來討論，一般人的水分攝取來源不外乎白開水、礦泉水、茶、咖啡、酒、果汁、牛奶、豆漿、湯等，如果我們的目的在減肥，那麼前三者是最恰當的選項。白開水成分簡單，不易對身體造成額外負擔；礦泉水除了有前者的優點，還能提供少許礦物質，也有加分作用；至於茶就更不用說了，茶水中富含茶多酚、兒茶素，不僅可以促進新陳代謝、抗氧化，還可以抑制體脂肪的形成。

咖啡雖然也有類似的功效，但礙於咖啡因會過度刺激交感神經，如果真的想靠喝咖啡來消水腫、消脂肪，睡眠品質勢必得犧牲，顧此失彼不說，甚至還得不償失，畢竟睡眠才是真正可以幫忙我們用力甩脂的減重好朋友。況且，如果你選擇的是加入糖、奶來調味的咖啡，那麼一小杯的熱量恐怕就有數百大卡喔（看實際添加的分量）！

後面幾個選項則有一個共通點，那就是熱量過高。牛奶、豆漿與湯品都是很營養的，否則也不會有人拿來取代正餐（我並不建議大家這樣做）。那麼清澈的酒以及健康的果汁呢？前者萃取穀物或水果的精華，後者有高含量的糖，正常人喝了都會發胖，何況是正急欲甩油減脂的你？當然通通都得歸類為拒絕往來戶。

至於市面上普遍的含糖飲料，則壓根不在我們的討論範圍，為什麼？開玩笑，不知有多少人的肥胖跟它有關，自然是相見不如懷念囉！

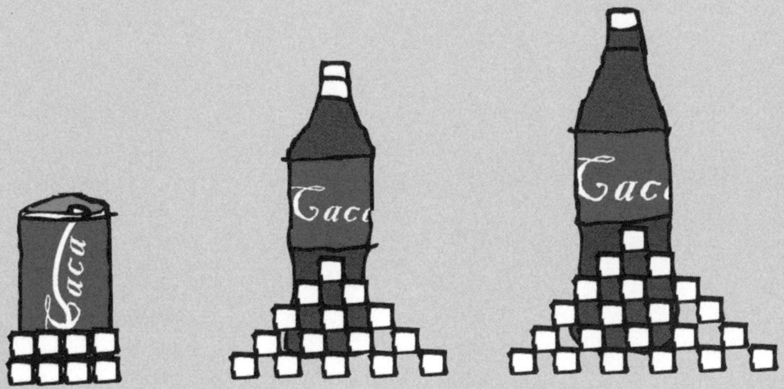

飲料有高含量的糖，一定要列為拒絕往來戶。

第三堂課——多吃白飯

說到減肥的好方法，一般人最容易脫口而出的就是「少吃多運動」，講到少吃呢？被討論最多的應該是晚餐，通常的建議有減量、提早吃或者乾脆不要吃等等，如果真的都做不到，還有最後一招，也是過去許多人在減肥時奉行不諱的終極手段——「不吃飯」！

不吃飯指的是不吃白米飯。曾經有篇報導這樣說：「白米飯是減肥時的自殺食物，裡頭真正的營養成分少之又少，只有一點點的維生素和礦物質，剩下來的絕大部分都是澱粉，只會變成好吸收的醣類害人發胖而已，多食無益。」

後來在門診中也發現，上述論點早已成功深植人心，「減肥不能吃飯」對肥胖者而言，幾乎是牢不可破的鐵律，我所有的肥胖病人（對，真的是所有的！）對這樣的說法均深信不疑。甚至有一個特殊族群，嚴格執行了好多年，晚餐不但提早吃，而且飯碗裡絕對不會裝白飯，這一個特殊族群就是——復胖一族！

對這一特殊族群來說，各種嚴苛的減肥方法他們都願意嘗試，只要聽起來有道理！然而一次又一次的嘗試後，往往只能獲得極短暫的成功，喜悅的感覺大概僅維持三個月，短到令人來不及重新添購新衣服，就又胖回去了！而且每復胖一次，尺碼可能就會大半號，真的是標準的越減越肥。

「我以前就是太愛吃飯，沒有吃到白飯，就像這餐沒吃一樣，真的是無飯不歡，所以我才這麼胖啊！」這是拒絕白飯一族的共同心聲。

假設白飯真的會令他們發胖，那麼在不吃白飯後卻又瘦不下來，甚至變得更胖，又是怎麼一回事？每當我這麼問，有些病患會沉默不語、開始思考，有些人則回應道：「不一樣啦！因為我現在年紀大了，新陳代謝比較慢，所以我更不能吃白飯啊！醫生，那些澱粉會害我胖得更多更快！」

事實上，他們只對了一半，那就是**復胖或變更胖的原因，的確與新陳代謝脫不了關係，但年齡漸長並非主要因素，真正決定性的關鍵在於——「不吃白飯」**！因為不吃白飯非但無法讓人真正瘦下來，還會害人加倍胖！

正因為要減肥，更應該吃白飯！

美國塔夫斯大學（Tufts University）營養學院曾提出一分關於米飯飲食的統計報

告，參與這項研究統計的人共有八千多名，年齡分布極廣，有成年人也有兒童。這些人被區分為「吃白米飯」和「不吃白米飯」兩組。

結果顯示，將白米飯納入日常飲食中的人，可以獲得相對充分的營養，比如多種維生素，包括維生素A、B_6、B_{12}、D、葉酸、硫胺素、核黃素，以及礦物質鐵、鉀、磷、鎂、銅、鋅等，還有減肥者非常需要的膳食纖維。再者，這組人體內的膽固醇比較低，有代謝疾病的也比較少。更重要的是，吃飯的這一組，體型、體重都比起不吃飯的來得標準。報告的最末做出了一項結論，建議學童與減肥者應該要吃飯，認為這樣的飲食習慣可以大幅改善美國人口日益嚴重的肥胖問題，讓大家變瘦也變健康。這與我建議的「因為要減肥，更該吃白飯」完全吻合。

吃白飯非但不會發福，還可以讓人變瘦，為什麼呢？我們可能得先從白米飯的主要營養成分「醣」來談起了。

學生時期大家應該都做過「澱粉消化」的實驗。在課堂上，我們咀嚼實驗品——白米飯，一開始是沒有味道的，但咬著咬著，就有一種淡淡的甜味。不記得沒關係，找個機會自己試試看，你也一定會有相同感受。白飯為什麼是甜的？因為它有「醣」，而且是比較好的「多醣」。

討論到「減肥」話題時，總免不了反覆出現「糖」或「醣」，令人感到相當疑惑。到底什麼是「糖」？什麼又是「醣」？兩者有什麼關係，或者根本是相同的？

「醣」的另一個名字是「碳水化合物」，是由碳、氫、氧三種元素所組成，對人體來說是相當重要的營養素。醣類根據組成方式，可概分為「單醣」、「雙醣」、「寡醣」跟「多醣」。

「單醣」的構造最簡單，就是一個醣分子。身體對於單醣的吸收、消化非常迅速，攝取後根本不需要經過胃的消化，就直接被小腸吸收。最可怕的是，單醣一下肚，血糖就上升，接著胰島素大量分泌，一不小心就會導致脂肪囤積。想要減肥的人，一定一定要遠離單醣。常見的單醣有葡萄糖、果糖，一般蔬菜水果中都含有葡萄糖；而果糖則主要存在於水果和根莖類之中。

「雙醣」的構造也算簡單，就是兩個醣分子連結在一起。雖然身體需要透過小腸來吸收雙醣，不過因為構造不複雜，所以當雙醣來到體內後，也很容易被切斷成單醣，結論就是雙醣跟單醣一樣，都是造成脂肪堆積的元兇，也是減肥者必須遠離的醣類。比較起單醣，日常生活中我們更容易接觸到雙醣，包括食用砂糖（蔗糖）、麥芽糖、乳糖等，都是常見的雙醣。

一般人對於「寡醣」比較陌生，但許多蔬菜水果中都富含寡醣，它是由三到十的醣分子組成的。寡醣不論是甜度、熱量都比較低，對想要控制體重的人來說，算是相對友善的食物。日常食物中常見的洋蔥、蘆筍、黃豆及其製品，都含有寡醣。

消化多醣也消化熱量

接下來，我們要來談談多醣。相較於單醣跟雙醣，「多醣」的結構顯得複雜許多，它所含的醣分子比單醣起碼多出十倍，因此身體要吸收、消化多醣，所耗費的工夫也比較多。還記得在上一課中，我們曾談過「攝食生熱效應」的生化反應嗎？身體得花更多力氣，才能好好消化吸收屬於多醣類的白米飯，這代表吃白米飯所能產生攝食生熱效應相對較好；也就是說，**吃白米飯的時候，身體不僅僅能獲得熱量，同時也會消耗掉熱量喔！**

再者，因為沒那麼容易吸收，所以當多醣進入體內後，並**不會造成血糖突然上升**，自然也就不用擔心胰島素反應過度，將身體要用的能量通通轉化為脂肪輸送到皮下，害我們既吸收不到營養，又莫名其妙變胖！

除了白米飯之外，我們常吃的澱粉類主食如番薯、馬鈴薯，裡頭的醣也是多醣。

一般說來，富含多醣的食物通常也富含「膳食纖維」，**能夠讓我們產生飽足感，不會毫無節制地進食**，對減肥或者預防肥胖來說，都是很有幫助的。

還有許多研究證實，攝取適量的醣類，可以幫助大腦血清素的合成。血清素又被稱為「快樂荷爾蒙」，可以想見它的作用主要與放鬆、穩定情緒、令人感覺愉悅有關。正因為它有這樣的功能，所以對於**幫助睡眠、抑制食慾**也相當管用，而這些都是減肥者所需要的，無論你的肥胖是壓力型或內分泌失調型都一樣。

醣類雖然總是令人直覺聯想到肥胖，不宜過量攝取，但沒有醣類的人卻也很難瘦下來，因為在身體分解燃燒脂肪的過程中，還需要醣類來做為媒介。

幾年前日本才做過一項人體實驗，找來一群體重超標的肥胖女大學生，限定她們的飲食必須攝取充分的醣類，結果才短短兩周，所有人平均都少了兩公斤左右的體脂肪，且自律神經的協調性有顯著提升，能不分白天夜晚，持續燃燒脂肪。

基於以上理由，既然「醣」我們不能不吃，就得吃能為身體帶來最大幫助與最小傷害的「多醣」，所以……從現在開始，別再相信什麼「減肥不能吃白飯」的謬論了！

減肥 Q&A

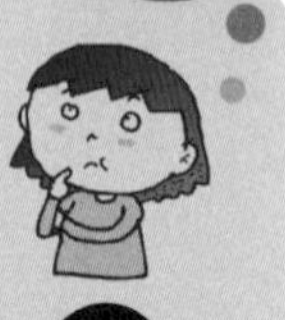

Q 「糖」跟「醣」有什麼不一樣？

糖並不是醣的錯別字，兩者雖然本質相近，但其實並不一樣。糖指的是「具有甜味的醣類」，像是葡萄糖、麥芽糖、蔗糖等。通常，放入嘴巴中馬上能感覺到甜味的，都是糖。至於「醣」，可能需要咀嚼再三，才能嚐出一點點甜味。

不吃白飯的壞處

依照國人長期累積下來的飲食經驗，白飯大概是我們最容易接受、最容易取得、也最優質的「醣類」了。中國人幾千年來都吃白米飯，大概沒有什麼人會不習慣吃飯的，如果要我們餐餐改吃馬鈴薯或番薯，做為「醣類」的主要攝取來源，恐怕才真的不容易持之以恆。而白米的取得也非常方便，沒有傳統米店可以去雜貨店，找不到雜貨店還可以去便利商店，完全不成問題。但為什麼我們一定要攝取「醣」呢？先前已經談過吃白飯的好處了，接下來我將告訴你，不吃會有什麼壞處！

醣類是人體維持健康必須的營養素，存在於肝臟、心肌、平滑肌、骨骼肌還有血液中。在生理作用上，醣類能產生能量（一公克的醣類可產生四大卡熱量），提供身體各組織使用；能幫助防止體內蛋白質過度消耗，這一點對於維持身體各組織的健康來說非常重要。如果我們攝取的熱量不足，飲食中以及體內的蛋白質就會被當成能量分解掉，反而不利於身體組織器官的修復跟維持。

再者，**醣類是大腦的主食**，是它不可或缺的能量來源，要是沒有足夠的醣，大腦就沒辦法好好工作，由它負責協調的內分泌系統、神經系統、免疫系統等通通都會大亂，這怎麼行？所以**一旦醣類不足，大腦就只好判定現在身體處於飢餓狀態，好提高我們的食慾**，就算肚子明明才吃飽，如果那些食物無法提供足夠的醣類，大腦還是會要求我們繼續吃。**這也就是為什麼有人光吃青菜會覺得撐，卻不覺得滿足的緣故**，因為你的大腦還餓著呢！

如果到了這步田地，還是堅持不吃澱粉，不吃碳水化合物的話，那麼持續缺乏能量的大腦只好開始想別的辦法，先把肌肉和內臟中的蛋白質分別取出來用，然後為了避免有突發狀況，先把最容易囤積的脂肪準備好，最後為了避免消耗過多能量，就把一些非必要、沒那麼緊急的生理機制關閉。因此，**長期攝取醣類不足的人**，外表看起來往往沒什麼精神、**體力不好、體溫偏低、容易生氣或焦慮，基礎代謝率也會比一般人低**。

麵條、麵包都不能取代白飯

最後再談一個大家最關切的脂肪燃燒問題。醣類參與脂肪氧化的過程，負責幫忙調節脂肪代謝。當醣類開始不足時，身體為了保存能量，會囤積脂肪不釋出，也不再燃燒脂肪（因為沒有幫手）。一旦醣類嚴重缺乏之時，身體知道不必再期待後援部隊了，此時會開始迅速大量分解脂肪，提供熱量讓我們維持生命，聽起來似乎很棒？但你知道嗎？那將會造成體內環境大失控，嚴重酸鹼不平衡，有脫水甚至死亡的風險！

減肥 Q&A

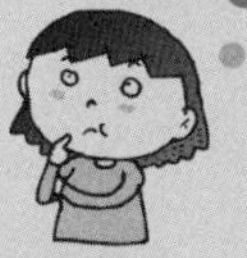

Q 靠著不吃飯明明就瘦了，為什麼說沒有效呢？

曾經嘗試不吃飯減肥法的人，或許會提出這樣的疑問。但在回答前，請有此經驗的讀者先想想，靠著不吃飯瘦了多少、又瘦了多久呢？是不是大約在三周內少了兩公斤，可是接下來便遇到「撞牆期」，體重再也沒有往下掉？而且一回歸正常飲食，馬上胖回來不說，甚至還多胖了幾公斤？我說的對嗎？

事實上，人體因為不吃飯、拒絕澱粉而使身體缺乏醣類，只好分解蛋白質或脂肪來供給使用，而這兩種物質在代謝過程原本就會產生「酮體」，且因為被使用得多，隨之產生的廢物自然就跟著變多。這些廢物不能長時間停留在體內，而代謝廢物需要水分來運送，當被排除的廢物越多，水分的流失也越多，所以那少掉的一兩公斤其實是脫水現象，根本與減肥成功無關。

或許有讀者會覺得，我這樣的說法太危言聳聽了！白飯並非醣類的唯一攝取來源，其他食材或食品，像是麵條、麵包、餅乾，不都是碳水化合物，不也都有「醣」嗎？是的，沒有錯，這些都有醣，但卻都是減肥者應該遠離的單醣或雙醣，如果你也認可或明白醣類對人體運作的重要性，又希望自己別再繼續胖下去，還是乖乖地從白米飯當中攝取足量的「多醣」吧！

為什麼減肥非吃白飯不可？

在我打破「碳水化合物不好」、「減肥不能吃澱粉」等迷思後，有不少減肥患者表示認同，也能接受，但還是會有人不死心地提出下列各種疑問：

「澱粉有那麼多種，為什麼非得是白飯？」

「我喜歡吃麵包不行嗎？」

「可不可以用相同熱量的麵條來取代？」

「改吃五穀米或糙米是不是更健康，可以減得更快速？」

的確，可以攝取澱粉的食材或食品有很多種，但**以白飯能提供的飽足感來說**，

它是主食中熱量最低的。一碗白飯約有兩百大卡左右的熱量，大概等同於一把冬粉或半把麵條、半個菠蘿麵包，但吃完一碗白飯或吃完上述食物的任何一種，哪一種感覺比較容易餓？答案肯定不會是白飯。

況且除了白飯以外，**其他適合拿來當作主食的澱粉，多半是精緻澱粉**，裡頭的醣類已經不是減肥者最適合的「多醣」，而是單醣或雙醣，甚至還會額外添加大量的糖分以及油脂（如麵包類食品），根本就是減肥者的大忌，所以我們有什麼理由不選白飯而要吃其他的精緻澱粉呢？

至於其他種類的天然穀類，我同樣不建議。

糙米、燕麥等全穀類反而不利減肥

近年來由於養生風氣漸盛，越來越多人提倡「粗食概念」，建議以五穀米或糙米等全穀類的食材，來取代白米飯作為主食，理由是可以獲得更完整的營養。此外像是大小薏仁、燕麥等，也因為有美白、利尿、消水腫，或者降低膽固醇等保健功效而大受歡迎，但其實這些都不是減肥者的理想選擇，更不適合拿來取代白米飯。

第一個理由是**這些穀類的熱量普遍都比白飯更高，糙米與薏仁是白飯的兩倍**，而電視廣告強打的**燕麥也有一·六倍**。廣告播得頻繁的那陣子，我發現不少患者在回診時，體脂、體重都有失控的傾向，一問之下才知道，他們不約而同以燕麥取代某一餐的白飯，而且因為分量不好拿捏（必須泡水），加上又認定它是健康的，可以降低膽固醇，所以便失去戒心，攝取過量導致體重、體脂肪回升。

第二個不建議以全穀類取代白米飯的理由是因為營養。的確，全穀類因為外殼未被脫去，有更豐富完整的營養素和膳食纖維，但這些其實只要透過均衡飲食就能輕鬆獲得，無須刻意改吃全穀類。況且，連同這些外殼一起被保留下來的，除了上述養分之外，還有很高含量的磷。以**糙米來說，它所含的磷是白米的七倍多，過多的磷會影響鈣質的吸收**，長期便可能造成骨質疏鬆，更重要的是，體內磷過量**還會造成腎臟代謝的負擔**。在減肥時，我們體內已經有好多好多的廢物與毒素等著代謝而出，例如尿酸（Uric Acid）、尿素氮（BUN）、肌酸酐（creatinine）等，特別是脂肪開始被分解後更是，為了不給腎臟帶來額外的工作量，還是建議吃白米飯最好。

聰明吃飯才能越吃越瘦

既然本課的重點是減肥應該吃白飯，那麼我就一併將吃飯的相關細節談一談吧！透過以下兩項容易做到的小細節，能讓我們即使是在吃飯中，也能逐步朝減肥瘦身的目標邁進。

在家靠餐盤，出外靠便當

大家都吃過 buffet 吧！面對餐檯上琳瑯滿目的各式料理，感覺每一項都好想吃，一時之間竟不知道從何下手，最後就會這個也拿那個也拿，不知不覺就飲食過度……如此一來，就算是瘦子，每天卯起來吃也會變胖，已經肥胖的人當然更要注意。雖然一般人不會天天去吃到飽餐廳報到，但每天吃飯的時候如果不注意節制，同樣很容易過量。所以該怎麼做呢？建議採用餐盤分配法（見圖7-1）。

在家吃飯的時候，可以準備一個餐盤，大小與格式就類似一般自助餐裡所使用的免洗餐盤一樣，最大的區域放置主菜，一定要是優質蛋白質，牛羊豬雞或者蛋都行，而另外三小格，兩格放蔬菜，另一格放杯兩百C.C.的水或清湯，重頭戲則是一碗八分滿的白飯。

這種吃法的大原則是配菜量只能減少不能增加，而白飯則恰恰相反，可以增加不能減少。

以門診病患的實例來說，有些男性會覺得一盤配菜加上一碗飯吃不飽，那麼飯量可以增加到一碗半或是兩碗，一樣搭配固定分量的菜肉。而部分女性朋友則表示吃不完，這時就要至少把白飯吃光，剩下配菜無妨。

外食的話仍然建議採取相同方式，或者直接吃便當，因為便當內的飯菜肉比例大致符合以上的概念。但不管是在家吃或在外吃，關鍵是把一餐準備要吃的食物通通放在同一處，讓自己親眼看到將吃下多少食物，且明白吃完就該停止進食。

減肥自然要節制飲食，但我的作法與過去

圖 7-1　餐盤分配法

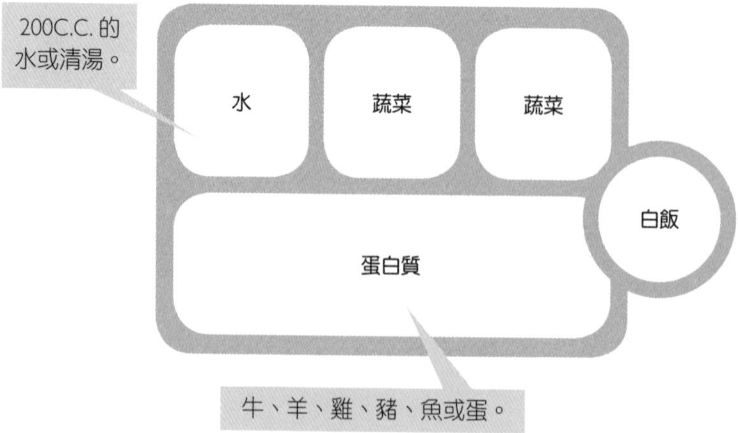

大家所熟悉的「節食」，在根本概念上是不同的。一般所說的「節食」，是要肥胖者大幅減少進食量，甚至是更加激進的「不吃」，但**我所提倡的節制飲食是「吃飽了就好」，不要額外吃身體不需要的食物**。吃飽了，身心所獲得的熱量與滿足感，絕對足以支撐我們到下一次用餐時間的來臨（不要小看身體的自然平衡力量），反觀那些刻意控制只吃三分飽或六分飽的人，因為吃的時候已經不滿足了，吃進去的熱量又真的不夠多，所以下意識會尋求補償，甚至在身體真正把能量消耗完畢之前，食慾早已高漲到難以抑制，就算這次真的忍住了，也難保下一次不會失控，加倍吃回來。別忘了，節食的壓力反而更容易催生食慾，這是壓力荷爾蒙在人體的作用，不單單只是減肥者意志是否太薄弱的問題。

有人可能會質疑我的餐盤分配法，懷疑這樣的方法是否真的管用？經過我自己以及上萬門診患者的親身驗證，答案是肯定的。**透過餐盤分配法，絕對能有效避免盲目過食，還能讓人吃出剛剛好的飽足感**，而且隨著配菜與飯量的減少，也能同時提醒自己「差不多」囉！吃完後不會有愕然中止的感覺，也不會才剛吃飽沒有多久，就又開始想東想西想找食物吃。

慢食讓人吃更少，卻一樣飽

除非是特定疾病所致（如小胖威利症），否則一般人只要吃飽了，進食的慾望就會下降，起碼不會整天吃個沒完沒了。但是如果吃太快，快過大腦，搶在大腦發出「我吃飽了」的訊號前就塞進過多食物，那麼過不了多久，便會感覺自己撐得很難受，而且很懊悔，因為一不小心就又吃太多了。那麼**大腦要什麼時候才會發出飽足訊號呢？答案是在我們開始進食的二十分鐘後**。換言之，透過餐盤分配好所準備的食物，我們至少得吃上二十分鐘才行。如果你平常吃一餐飯的速度快於二十分鐘，那麼請試著透過以下的小技巧來改善吧！

首先，**細嚼慢嚥是必要的**。每一口食物都要嚼二、三十下，可以的話在心中默數更好。實際執行起來你會發現，真的嚼二十下時，所有食物早就軟爛成泥，不用吞，直接滑入食道也沒有關係。其實嚼二十還是三十下並非重點，只是希望透過默數次數的舉動，讓你意識到自己正在慢慢吃，且口腔是人體消化過程的第一工作站，如果能在這裡先做好充分咀嚼工作，就能減輕腸胃的負擔，提升消化效率。另外，**盡量專心吃飯，不要邊吃飯邊聊天**，那會讓我們不自覺的越吃越快，而且很容易為了急著講話，而把嘴裡的食物隨便嚼兩下就吞下去。

最後是希望大家**不要挨餓**。有食慾跟挨餓是兩回事，正常情況下，在用餐前半小時，人體的生理時鐘會讓我們慢慢產生飲食慾望，但這種慾望並不會讓我們餓得很難受，好像沒有立刻找到食物塞下肚，下一秒就會餓昏了一樣。一旦出現這種感覺卻又無法吃東西時，就是挨餓，而人要是餓過了頭，吃飯的速度就很難放慢囉！

第四堂課——不吃水果

從過去的「天天五蔬果，醫生遠離我」，進階到現在的強化版本：「蔬果五七九，健康人人有」，水果一直被視為天然、健康的代名詞。在保健觀念普及之後，許多專家學者紛紛大力倡行「吃食物不吃食品」，更使得水果不再只是探病時奢侈伴手禮，而是每人每天幾乎都會吃到的生活必須品，特別是台灣寶島所生產的水果，種類多、甜度高，均為上上之選。但是，水果真的是多吃多健康嗎？對需要減肥的讀者而言，答案恐怕是否定的。現在，就由我來告訴你箇中緣由，別再讓自己胖得不明不白！

天然不代表沒有熱量

對水果說「不」的第一個、同時也是最重要的一個理由，就是「太甜了」。在我們常見的四季水果中，九〇%以上的品項，糖分含量都偏高。不論是夏季吃的荔枝、鳳梨、釋迦、芒果，還是冬季產的水梨、蓮霧、柳丁、甜柿，其甜度動輒超過十五度以上，拿來精煉成糖都沒問題。就算是甜度沒有那麼高的番茄或番石榴，其實也只是相對「略」低一些。請回想一下，小時候吃的番石榴口感是不是有點澀，也比較沒有那麼甜？而如今在水果攤隨便買，不需要刻意挑選，似乎就很容易買到香甜好吃的番石榴。

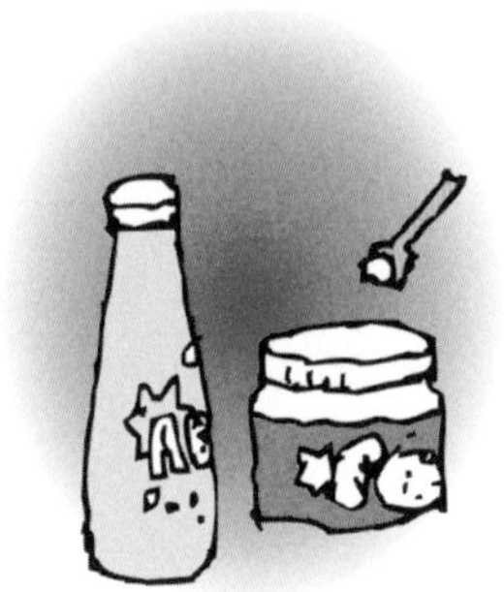

大口大口吃水果的同時，等於吃下大量大量的糖。

表7-1 甜度分級表

甜度	說明
0~5 度	較無法明顯品嚐出甜味
5~10 度	為一般紅茶不加糖的甜度
10~15 度	可感受到淡淡的甜味
15~20 度	一般奶茶的甜度
20 度以上	可感受到明顯的甜味

這一切可以說是拜耕作技術越來越進步所賜。由於品種不斷改良，台灣水果的品質越來越精良了，這對體脂肪超標的減肥者來說，大概算不上什麼好消息，因為當我們**大口大口吃下這些水果，享受甜美滋味的同時，也吃下大量大量的糖**，所以自然必須承受它帶來的後果——糖分攝取過量。

「水果是很甜、有很多糖分沒錯，但既然是來自水果的純天然成分，多吃應該也不會怎樣吧？」

「天然的東西就是好東西，好東西當然是多多益善囉！」

「感覺水果的糖分應該很容易被身體吸收、利用、代謝，因為它是天然的啊！」

聽聞水果中所含的糖分，十人中大概有九個人會說它是好糖，理由是它天然、健康。其實糖就是糖，細究其成分，便沒有所謂的好糖、壞糖之分，只有甜度高低與好不好吸收的差別。當然人工添加或化學製造的甜味劑肯定是不優的，但如果單純討論從食物當中攝取到的糖分，**就算是百分之百純天然，吃多了仍然會使人發胖**。這麼說吧**！**從水果中攝取五十公克的糖和從零食中攝取五十公克的糖分，若不考慮其他食品添加物、鈉含量等問題，單單就「糖」這一點來說，兩者對身體的影響是相同的，每公克同樣會帶來四大卡的熱量。

請記住，水果也是「甜食」！

一開始我並沒有特別留意水果與肥胖之間的關係，但當減肥患者越看越多，越來越常聽到他們提出以下的疑問：「醫生，我吃素耶，只有蔬菜水果，沒什麼油也不吃肉，怎麼還會胖？」，就算不是全素食，仍有不少女性在飲食上，天生偏好蔬菜水果而少食肉，讓我不得不開始深入研究「吃素為什麼會胖？」，結果發現，除了不當烹調方式（高油、高鹽）與過多再製食品（素雞、素鴨、素鱈魚、素牛肉乾……）之外，水果中的高度糖分，恐怕也是肥胖的原因之一。

「減肥不能吃甜食」是人人都知道的基本常識，但許多人不知道，**甜食不只是蛋糕、餅乾、小點心而已**，事實上，我們以為健康無害的水果，就糖分含量而言，已經跟甜食沒有什麼分別了，但**水果因為披著天然食材的外衣，反而讓減肥者掉以輕心**。因此，在體脂肪降到標準範圍前，請先對水果說「不」！降到標準範圍後，也請酌量食用。

水果的「甜」，最後通通會變成脂肪

為了減肥而只吃水果的案例大有人在，像是蘋果減肥法、番茄減肥法、香蕉減肥法等，主張這類減肥法的人，其理論依據多半是水果不含油脂，又有豐富的維生素、礦物質、纖維質。在普遍印象中，減肥等同於甩油，如果減肥期間只吃或者大量吃這些無油又有營養的水果，應該就能減少脂肪的攝取，同時兼顧營養均衡，似乎是最健康的減肥法。可是實際身體力行過的讀者應該就知道，水果減肥法可說是完全行不通。諸如此類的案例在我的門診是非常常見的，尤其是年齡三十五歲上下的女性，格外推崇水果減肥法，親身嘗試過的人有九成以上。問她們為什麼會選擇水果減肥法，得到的答案通常是：

「因為它很簡單啊，沒有太複雜的步驟跟規則。」

「剛剛好我最喜歡吃的水果就是〇〇，所以這個減肥法實在太適合我了！」

「水果這麼健康，吃健康的食物又能減肥，不是太棒了嗎？當然要試試看！」

可惜，篤信這些方法的她們始終沒有成功瘦下來，不僅沒有變瘦，還變得更胖了！仔細分析原因，主要有二。

第一，身體需要的養分很全面，沒有任何一種單一食物，能夠百分之百吻合我們的需求，**任何一段時間只吃特定單一食物，就是所謂的偏食，而天底下絕對沒有偏食還能健康瘦下來的道理**。後來也有營養專家注意到這點，開始提倡所謂的五行蔬果減肥法，強調以顏色為攝食原則，吃遍黃、綠、紅、白、黑等五色蔬果，透過多樣化來彌補營養不均衡的問題。即便如此，吃多種水果還是無法成功減肥，原因就是我們接下來要談的第二個理由——**水果的「甜」不僅好吃，還很好吸收，一不小心攝取過量，就會通通轉化為脂肪！**

容易失去戒心，一不小心就吃太多

水果為什麼這麼好吃？因為很甜！而這些甜味其實是果糖、葡萄糖與蔗糖共同堆積出來的。很多人以為水果裡的糖，等同於果糖，其實這是名稱所產生的誤解。事實上，水果裡除了果糖外，還有同為單醣的葡萄糖以及屬於雙醣的蔗糖，這三者都是非常好吸收的。先來談葡萄糖與蔗糖吧！單醣有多好吸收在上一課我們已經提過了，而身為雙醣的蔗糖其實也沒有難纏到哪裡去，一下子就被拆解成果糖與葡萄糖了。所以當甜滋滋的水果吃下肚，這兩種糖分（葡萄糖與蔗糖）就負責猛烈且迅速的拉高血糖值，不出半個小時就飆破上限。如此驚人的速度會讓胰島素大感緊張，為了穩定血糖，只好也跟著比快，出動大軍將這些糖分速速轉化為脂肪，囤積於皮下或內臟周圍，成為減肥者欲除之而後快的體脂肪。而血糖在如此過程中所產生的快速波動，對健康與減肥會形成怎樣的負面影響，建議大家往前翻回 Part 1，稍作溫習，在此便不再贅述。

那麼果糖呢？水果裡的果糖，和市面上賣的罐裝或球裝果糖不同。市售果糖的真正名稱應該是「高果糖玉米糖漿」，由果糖和葡萄糖混合調製而成，因為果糖的比例比較高（約五五％，各品牌可能略有差異），所以都稱為果糖。水果當中的果糖當然是純天然的，但天然這件事，在此時對減肥並沒有顯著好處，因為果糖的甜度在天然糖界，可是排名第一的喔！這麼甜、這麼好吃，且又天然，常讓喜歡吃水果的人放下戒心，在不知不覺中吃太多，而攝取過高熱量。

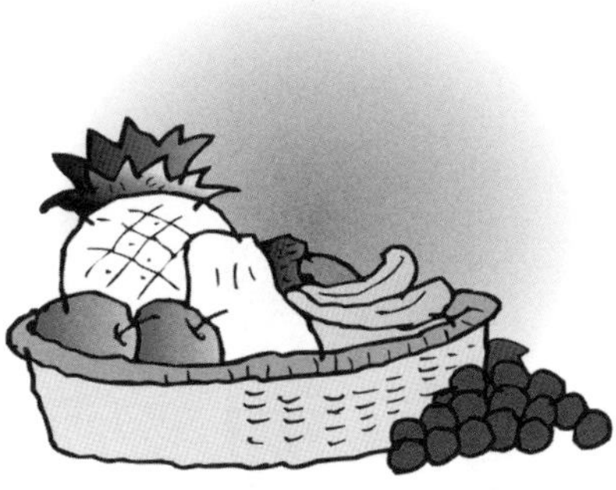

水果等同甜食，在體脂肪降到標準前，請先對水果說「不」！

那麼，水果裡的果糖也會和另外兩名同伴葡萄糖與蔗糖一樣，頑皮地刺激胰島素，讓它疲於奔命嗎？這點倒不會。果糖當然也會讓血糖上升，但幅度與速度都沒有另外兩者那麼誇張，因為**果糖喜歡找麻煩的對象不同，肝臟才是它的冤親債主**。

肝臟是果糖的重點代謝管道，當果糖一來，肝臟就得放下手上所有工作，專心一致地「招待」這位難纏客人。極小的一部分會變成肝醣儲存，剩餘的絕大多數還是會成為脂肪，或者透過肝臟代謝變成三酸甘油酯。了解這些之後，你還想大口大口地吃水果嗎？

減肥Q&A

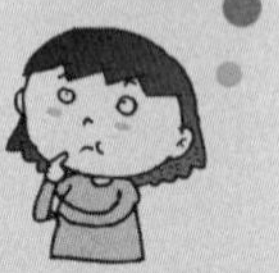

Q 果糖過多就得「小心肝」！

果糖對健康的負面影響不只是囤積脂肪，它所囤積的脂肪，可能造成更進一步的傷害。美國德州大學西南醫療中心以及肝病醫學會，就曾分別發表過相關實驗報告。根據它們的研究顯示，果糖攝取的多寡，與我們血液中的三酸甘油酯濃度高低有密切關聯，攝取越多，三酸甘油酯的濃度就越高，長此以往，對肝臟功能將造成嚴重危害，除了功能異常與脂肪肝以外，還可能導致非酒精性脂肪肝炎，甚至有肝硬化的風險。

許多讀者或許曾聽過「三酸甘油酯」這個名詞，但卻很少人能清楚解釋它是什麼。簡單來說，三酸甘油酯就是血液中的脂肪，簡稱血脂，也是老一輩口中俗稱的「血油」。當我們吃得太甜，無論這糖分的來源是水果、餅乾、蛋糕、零食或飲料，只要這些甜味的來源是果糖，就可能產生大量的三酸甘油酯。

三酸甘油酯形成的原理如下：果糖的代謝需要肝臟幫忙，轉化成肝醣或者脂肪儲存起來。肝醣儲存在肝臟中，沒有問題，但果糖形成的脂肪，也特別喜歡儲存在肝臟，過量就可能導致「脂肪肝」。很多人聽到脂肪肝時，總以為那是「喝酒過量」所致，殊不知吃得太甜也會造成脂肪肝。瞧！代謝要靠肝，儲存也要靠肝，果糖對肝的負荷之重，我們真的不能輕忽。

變成「脂肪肝」就是最壞的結果了嗎？不，不僅如此。無論這些身體用不到的能量最終被運送到哪裡，成為脂肪細胞儲存起來，但是脂肪細胞並非來者不拒，它們也有「客滿」的一天。如果脂肪的分量多到連脂肪細胞都吸收不了，它們只好持續在血液中流竄，當人體血管中這種「油民」越來越多，各種心血管疾病（中風、冠狀動脈阻塞等）與代謝症候群（高血壓、高血脂、糖尿病等）就越容易找上我們，到時候要面對的，可不只是「身形是否穠纖合度」這種外觀上美麗與否的問題，而是更全面的健康損害！

飯後吃水果無法幫助消化

強烈主張吃水果的人，其論點不外乎「飯後吃水果能幫助消化」，以及「水果有豐富的營養」，我接下來將告訴你，水果是不是真的如你想像的那麼好。

享受完豐盛的晚餐，桌面收拾乾淨後，不少婆婆媽媽都會「貼心地」遞上一盤水果，口中還念念有詞：「來來來，飯後吃水果，能幫助消化喔！」傳統觀念認為「飯後吃水果有益消化」，但事實上這樣的觀念不僅過時，很可能根本是錯誤的！

水果雖然富含纖維素、酵素、水分等，讓人覺得可以幫助消化，但別忘了，它還有豐富的果糖。市面上的水果幾乎清一色「甜滋滋」，吃下這些甜度很高的水果，除了上一段內容所述會堆積脂肪外，其實還會抑制腸胃蠕動，妨礙消化，這種現象稱之為「**糖反射**」。

「糖反射」一詞最早由日本東京大學所提出。根據實驗結果，他們發現**體內糖的濃度過高時，會讓腸胃蠕動減緩**、細胞反應變得相對遲鈍，因為神經傳導物質的作用被濃濃的糖給包裹住、阻礙了，訊號傳不出去，所以無法啟動消化機制，讓它們好好運作。

再者，用餐完畢後，我們胃裡已經裝滿了食物，這時如果再吃水果，只會讓人感覺更撐更脹，其實並不舒服。長期如此，胃會一點一滴地慢慢撐大，若是想再獲得飽足感，可能得吃下更多的食物才行。一旦食量真的變大了，要想控制體重、拒絕肥胖，困難度恐怕也會跟著變大喔！

其實水果沒有你想像的好

接著再來看看水果的養分有多豐富。

隨著養生風潮漸興，台灣人在食物攝取的選擇上也越來越講究、越來越在乎平衡。所謂平衡，指的不外乎是攝取多樣食物，包括主食、魚肉奶蛋類、油脂類、蔬果類等，企圖從中攝取多元化的營養素，以維持健康的身體。

倘若有閒，能上菜市場買菜、自己下廚，親手料理食物，要營養均衡一點都不難。但台灣人多半外食，「蔬果攝取不足」成了最棘手的問題。

「也沒辦法啊，沒吃蔬菜那就多吃水果吧！反正水果也有很多纖維，跟蔬菜差不了多少。」

如果你也這麼想那就太不妙了。蔬果雖然經常被視為一體，都是植物，但兩者所含的成分不太相同。對想要控制體重的人來說，差一點點就差很多囉！

從蔬果中我們最主要攝取的營養素，不外乎維生素、礦物質跟膳食纖維。綠花椰菜、高麗菜、洋蔥、蘋果、葡萄、芒果都是常見的蔬果，但營養的差別在哪呢？請大家一起來看看它們所含營養成分的差異（見表7-2）。

表7-2 常見蔬菜水果營養價值比較表

營養素／單位／食材	膳食纖維	維生素C	鈉	鉀	鈣	鎂	磷	鐵	鋅	熱量
	毫克	毫克	毫克	毫克	毫克	毫克	毫克	毫克	毫克	卡
綠花椰菜	2.7	69	21	340	47	22	67	0.8	0.5	31
高麗菜	1.3	33	17	150	52	11	28	0.3	0.2	23
洋蔥	1.6	5	0	150	25	11	30	0.3	0.2	41
蘋果	1.6	2.1	4	100	3	4	11	0.1	0	50
葡萄	0.6	4	7	120	4	5	16	0.2	0.1	57
芒果	1.1	12	15	90	5	10	12	0.2	0.1	59

由表7-2中，我們可以歸納出以下兩個重點：一是蔬菜的熱量普遍比水果低，二是蔬菜所含營養不會比水果少。

當然，這樣的對照並不是要告訴大家，蔬菜、水果誰勝誰敗、誰優誰劣，實際上兩者各有優勢。蔬菜所含維生素、礦物質的確比水果多，但蔬菜一般熟食，水果一般生食，水果保存維生素的能力會比蔬菜來得顯著。只是，對於想要甩掉肥油的人來說，水果所含的果糖殺傷力實在太大，很容易在體內轉變成脂肪，是減肥計畫百分之百的絆腳石，所以我會建議**減肥者，最好透過蔬菜來補充膳食纖維跟礦物質就好。**

比起水果，你更需要膳食纖維

在看診過程中，為肥胖者進行飲食相關衛教是重要的功課，但每當我對他們說「請不要吃水果」時，總是很容易接收到「做不到」、「這樣好嗎？」的訊息，問他們為什麼一定要吃水果，答案多半是擔心會便祕。沒錯，便祕的確不利於減肥，時間到了該排出身體的物質，就應該照時間排出，滯留在腸道過長的時間，只會令我們反覆吸收額外的殘餘養分以及對身體有害的廢物。但是，誰說預防便祕只能靠水果呢？誰說水果是唯一的便祕救星呢？難道忘了還有蔬菜的存在嗎？況且，以減肥來說，**攝食蔬果最重要的目的就是為了取得膳食纖維**。膳食纖維能幫減肥什麼忙呢？答案是幫助甩油。

想要維持身體各種生理作用運作正常，就得攝取全面的營養素，包括醣類、脂肪、蛋白質、各種維生素、礦物質、微量元素及膳食纖維。但你或許不知道，其實過去營養專家並不認為「膳食纖維」是種營養素，因此鮮少受到重視。不過隨著越來越多的研究報告出爐，證明了膳食纖維具有優秀的保健功效，才讓它鹹魚大翻身，躋身營養素行列。對急切想擺脫肥胖的減肥一族來說，膳食纖維更是飲食中的重點攝取項目，其主要原因如下：

膳食纖維能增加飽足感、降低食慾

膳食纖維具有低熱量的特性，且腸胃道要消化、吸收它，必須耗費一番工夫，因此，當膳食纖維進入體內後，在胃部停留的時間會比較長。加上有些纖維遇水會膨脹，讓胃部充滿飽足感，這時候我們的食慾自然下降，想妥善控制食量就不再那麼困難了。

膳食纖維能幫助控制血糖

我們都知道胰島素跟肥胖的關係（胰島素會協助脂肪的囤積），也知道胰島素主要的作用之一，就是控制血糖的平穩。因此，想要脫離胖子行列，我們最好不要製造讓血糖突然飆升的機會。那該怎麼做呢？多多攝取膳食纖維便是一種有效又簡單的方式。當腸胃道充滿膳食纖維時，各種營養素的吸收速度會減緩，也包括醣類。如此血糖值就能夠緩慢上升，避免胰島素過量分泌造成脂肪堆積。

最後提醒大家，膳食纖維固然對維持健康、控制體重有利，但**為了減肥而拚命攝取膳食纖維，卻是不智之舉喔！**很多人都以為，肥胖者一定營養過剩，所以得盡可能少吃（或者不吃最好），萬一感覺飢餓吃不飽，就瘋狂大量地攝取某一種零卡或低卡的食物，卻不知這樣偏廢的飲食習慣，容易導致營養不良，促使身體啟動防禦機制，在自律神經的協調作用下，結果只會害我們變得更胖喔！

第五堂課——不吃早餐瘦得更快

古語有云：「一日之計在於晨」，因此許多強調「遵循自然」或「師法老祖宗智慧」的健康養生法則，都不約而同提出「早餐是每天最重要的一餐」，以及「早餐一定要吃得很營養」等主張，因為早餐被認為是一日精力的主要來源，早餐吃得好，往往可維持全日的飽滿活力……等，但真的是這樣嗎？

農業時代，人們在天未亮的時候就得離開暖呼呼的被窩，喝兩口水潤潤喉就趕緊出門，趁著太陽未出之前下田工作，等到八、九點日光稍熾，便準備返家休息，這時候才有時間吃早餐。可是反觀現代人，大多數的人（特別是上班族）習慣把握時間睡到最後一刻，撐到快來不及的前一秒才跳起床，然後動作飛快的奔出門，在沿途隨處可見的早餐店或便利超商中，買分三明治或飯糰，搭配奶茶、咖啡或果汁，這就是「一天活力的來源」？

姑且不論這份早餐的營養價值如何，光是吃的時機點就已經大大不對了。當「日出而作，日落而息」轉變為「朝九晚五」後，前人適用的養生法則，難道不該跟著改變？

「減肥一定要吃早餐。」

「想啟動一日新陳代謝，就要吃早餐。」

在報章雜誌或電視節目上，我們常可看見或聽見上述言論，就連來診所掛減肥門診的先生小姐們，也總是跟我說：「醫生，早餐很重要啊！」，是的，我也認為早餐很重要，它跟減肥的確有密不可分的關係，因為「別吃早餐」會讓你瘦得更快！

最容易省略的一餐

一天二十四小時當中，扣除睡眠八小時，剩下的十六個小時裡，我們得解決早中晚三餐。一般人中餐與晚餐的時間大多比較固定，午餐在十二點，晚餐在六、七點，但早餐呢？需要早起上學的學生可能是七點，上班族可能是八點，其他沒有受限於工作與學業的人，甚至可能在九點或十點才吃早餐。你不覺得早餐和午餐的間距太近了嗎？早餐結束後，才三、四個小時就進入午餐，而午、晚餐則間隔六、七個小時，晚餐與隔天早餐的時差又更長了，普遍超過十二個小時以上，這樣的三餐分配會不會太不平均了？

如果為了減少熱量攝取，**一日三餐中我們最該省去的一餐，不是過去大家所認定的晚餐，而是早餐**。原因很簡單，不吃早餐比較容易！倘若你能夠忍受不吃晚餐，那就代表從午餐過後，你的下次進食時間會是在將近十八個小時以後，就算你奉行的是「日落不食」或「過六點不吃」這樣的準則，那麼扣除睡眠時間（姑且假設你還睡得著，沒有因為挨餓而破壞睡眠品質），清醒著忍耐不吃的時間也得長達十個小時。但如果我們選擇的是省去早餐，那麼只要在睡醒後，再多忍耐約四個小時就行了，不是簡單多了嗎？

再者，不吃早餐也不是真的要你忍受十八小時的飢餓，在本書前後我們曾多次提及，盲目的節食挨餓是最無效的減肥方法之一，所以**為了順利達成不吃早餐的目的，其他兩餐的時間也應該略做調整**。

在第一課中，已建議大家不妨先將**晚餐的時間往後挪，晚點吃**，在睡前三、四小時左右進食，對減肥是最有效益的。至於每天的第一餐呢？同樣以睡眠來作為相對時間點，建議在起床後的四、五小時左右，倘若我們每天大概七、八點起床，正好可以讓**午餐直接取代早餐，成為每天的第一餐**（見圖7-2）。

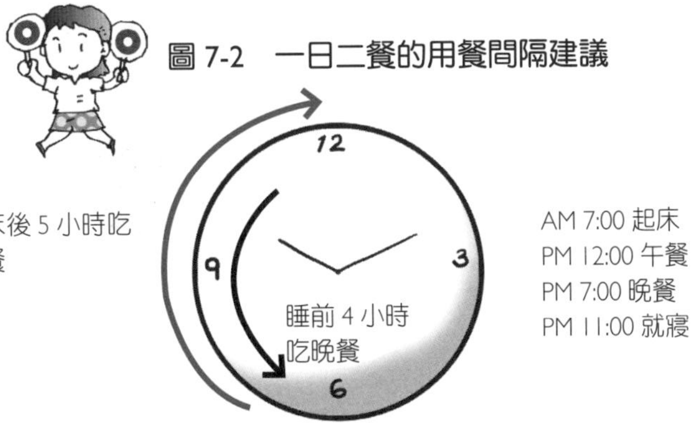
起床後 5 小時吃午餐

圖 7-2　一日二餐的用餐間隔建議

第一餐該怎麼吃

至於第一餐要怎麼吃？答案是正常吃。如同平常的午、晚餐一樣，**要有飯有菜有肉，當作正餐吃，而不是單以麵點或沙拉等輕食充數取代**。

第一餐就吃得這麼豐盛，不會更容易胖嗎？

在減肥門診中，常有人這樣問我。當然不會！飯菜肉相互搭配是很豐盛沒有錯，但誰說減肥一定要吃得很克難呢？要知道，錯誤的減肥方式讓人就算不吃也瘦不下來，而正餐式的吃法之所以能吃得豐富、無須長時間挨餓又可以協助減肥，關鍵就在於營養均衡。簡單說，就是吃對了！

網路上或電視上流傳各式各樣的飲食減肥法，如蘋果減肥法、番茄減肥法、白吐司減肥法、瘦肉減肥法、雞蛋減肥法、紅酒起司減肥法、優酪乳減肥法、巫婆湯、精力湯等等，相信正在翻閱此書的你，如果曾有過豐富的減肥（失敗）經驗，對上述各種方法必然比我更加熟悉。這些五花八門的食物減肥法，其實都有個共通的原則，就是要人偏食，讓身體缺乏某種養分，造成水分或肌肉的流失，形成減肥成功的假象，其成效不但短暫，而且根本不能算是真正的減肥。要知道，體重機的數字之所以下降，你之所以覺得整個人輕飄飄的，原因根本就是營

圖 7-3　減肥時需要攝取多少熱量？

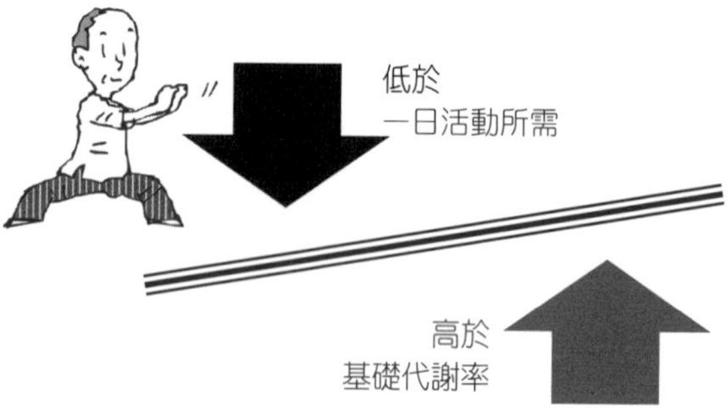

養失調、營養不良！

減肥不能盲目地拿自己當白老鼠，與其驗證各種減肥方法到底有沒有效果，還不如好好地吃正餐，讓身體攝取「比足夠還略少一點點」的熱量（見圖7-3），從中獲得該有的營養，也能啟動脂肪燃燒的機制。這麼一來，減肥計畫反倒不容易因為飢餓難耐，導致半途而廢，唯有持之以恆才能真正瘦得健康。

正餐吃飽，不會貪吃高熱量點心

吃對，就會瘦，先將減肥時期身體所需要的熱量計算出來，然後平均分配給午、晚兩餐，兩餐都正常地吃，讓自己吃飽。請注意，是吃飽，不是吃撐喔！

減肥還能吃飽？是的，其實**正餐好好吃飽才能真正幫助減肥**。以外食族常見的午餐選項——便當為例，熱量約莫是八、九百大卡，相當於三個御飯糰、兩分燒餅油條，但飽足感卻**可以讓你支撐至少六到八個小時**（以一般文職工作者而言），所以減肥的朋友們，請放心吃吧！可別因為怕胖，只吃三分之二、甚至吃一半（且被剩下來的，多半是可帶來大量飽足感的白飯），自以為這樣就能攝取較少熱量，瘦得比較快。其實，正餐不好好吃飽，過沒幾個小時就會感覺肚子餓，到時再來分下午茶，吃吃巧克力、餅乾、麵包，或者珍珠奶茶、雞排等，總熱量將遠比好好吃午餐來得高，而且營養成分還不見得比吃正餐來得優質呢！

減肥Q&A

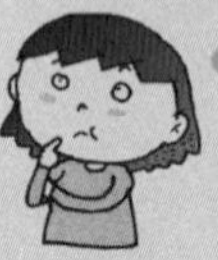

Q 為什麼不吃早餐比較容易？

一般而言，每天睡醒起床時，是我們精神、體力都「相對」比較好的時候，無論你是不是正在減肥，或者睡眠品質好壞。此時我們會呈現出有幹勁與活力的一面，抗壓性較高，行動力較強，意志力也是，想達成「忍住不吃」的目的容易多了。

相反地，夜晚臨睡前，是我們一整天中，意志力最薄弱的時候。奮鬥打拚一整天後，精神與體力也差不多用盡了，累積全日的壓力，會使人的抗壓性相對變低，特別容易想進食。尤其是壓力型肥胖者，如果再加上意志力薄弱這項因素，別說不吃晚餐或者晚餐減量，能忍住不吃宵夜，就算很厲害囉！

最多餘的一餐

前段內容是告訴我們，從時間的觀點來看，早餐是最容易被省略的一餐，因為需要忍耐的時間比較短，時機點也對，所以比較不容易破功。接下來我將從「必要性」來告訴大家，吃早餐其實很多餘。

一開始我便提及關於「作息改變」這件事情。古早人為什麼吃早餐？什麼時候吃早餐？而為什麼現代人吃早餐是多餘的？我們可以從圖7-4中，先來看看兩者的餐前作息有什麼差別。

發現了沒？早餐原本就不是眼睛張開、梳洗著衣後的第一件事。看看健康長壽的老人家們便不難發現，他們通常會先經過

圖 7-4　古早人與現代人的餐前作息比較

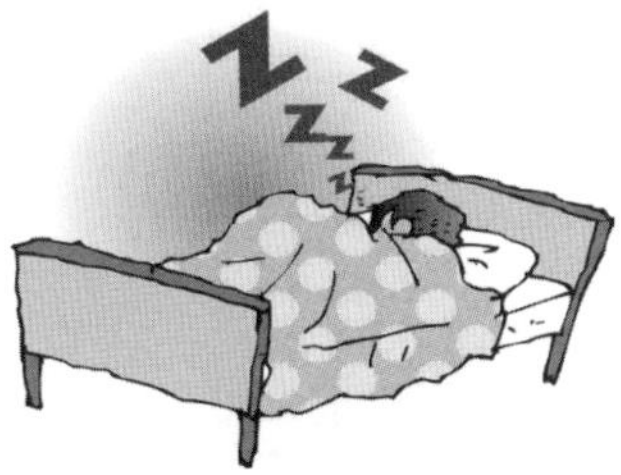

古早人的餐前作息

一夜好眠 → 天未亮即起 → 下田耕種 → 休息吃早餐

現代人的餐前作息

晚睡 → 晚起 → 吃早餐 → 上班工作

數小時的勞動後才進食，而當我們不再那麼早起工作，吃早餐的時間卻仍沒延後，等於白白浪費了一次不必挨餓就能消耗熱量的大好時機，真是太、可、惜、了！

對需要消耗熱量、甩開脂肪的減肥者來說，早餐是應避免之惡，嚴格說來，除了發育中的孩童、身懷六甲的孕婦或剛分娩不久的產婦等特殊情況外，一般健康的成年人，無論其體重、體型標準與否，只要作息模式不是一早起床便得耗費大量勞力工作，如搬運重物或下田耕作等，那麼早餐對他們而言就絕非必要。覺得意外嗎？事實上，這項顛覆多數人既定印象的觀點，是有理論根據的，關鍵和我們前一晚的睡眠有關。

人體處在睡眠狀態時，大腦會指示內分泌系統趁夜加班，其中有數種特定激素的分泌，對減肥格外有幫助。好比負責抑制食慾的瘦體素、負責提取脂肪，並將脂肪燃燒轉化成熱量的生長激素，以及在第二章曾提及的壓力荷爾蒙——可體松，它在早晨我們睡醒的時候會達到分泌高峰，目的是活絡交感神經，讓人能夠有精神地甦醒，而在交感神經正感到亢奮的當下，人的食慾比較低、血糖也是穩定的。

越吃早餐，越容易飢餓

基於以上所述，**當我們一覺好眠醒來時**，照理說，**身體是不會感覺到飢餓的，也沒有立刻進食的生理需求**（除非沒有睡好），感到飢餓的，往往是我們的「習慣」以及我們的「嘴」。事實上，**如果我們為了滿足「心理需求」而吃了早餐，反倒可能餓得更快**。原本我們睡飽醒來時，多虧了各項激素的運作，身體的血糖值是平穩的，但如果早餐在此時加入，會造成血糖值波動，迫使胰島素出來執行降低血糖的任務，將血液中的多餘糖分趕到皮下，化為脂肪囤積。大腦在這樣的作用過程中，明顯感覺到血糖的升高與下降，更容易意識到飢餓感的存在。

你有沒有這樣的經驗：八、九點吃過早餐後，常常在兩個多小時後就覺得好餓、好餓，那種飢餓感比一早醒來什麼都沒吃的時候更加強烈，會讓人迫不及待地好想吃午餐，可是又還沒到用午餐的時間，只好先打開抽屜尋找戰備糧食，不論是餅乾還是蜜餞，總之先塞點東西進嘴巴就對了，於是脂肪就這樣一點一滴的堆積出來！有些反應強烈一點的人，甚至會有冒冷汗的感覺，這也是因為血糖過低的緣故，而不是像我們想像的：「因為上午工作太認真，所以餓得特別快」。

倘若沒有吃早餐，那些在睡眠狀態中所分泌的荷爾蒙，作用大概可以持續到醒後的四到五個小時（實際情況因人而異）。因此我們可以在它失去作用導致血糖下降前，算準時間進食，適時補充熱量並持續穩定血糖，達到減脂不減肌的完美狀態。如此一來，無需挨餓便能輕鬆減少一餐熱量的攝取，是多美妙的一件事情啊！每一位為了身形而苦惱的減肥人，都應該謹記這條減肥聖律——不吃早餐！

最不健康的一餐

「不吃早餐」對許多讀者來說，可能已經有些難以接受了，只是，看在減肥的立場上，過胖者或許都願意試試看，但身為醫生，我很希望能藉此機會，為大家建立更正確的觀念，比起「不吃早餐」加倍顛覆的，是「不吃早餐更健康」！這樣的觀點不是想標

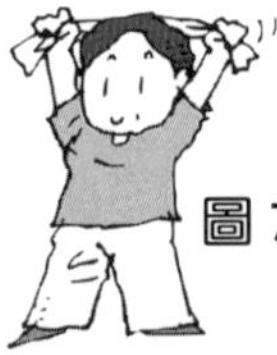

圖 7-5　現代人為何不需要吃早餐？

作息模式改變		身體根本不餓	
以前的人早起，大量勞動後才進食	現代人晚起，未經勞動攝取過多熱量	一夜好眠後，身體已被各種激素餵飽了	早上分泌的可體松，能穩定血糖，不感覺飢餓

新立異，更不是要譁眾取寵，相反的，其背後的原理原則許多人早就知道了，只是從來不曾想過要將它套用在「吃早餐」這件事上。

早餐後立刻工作，腦袋昏沉沒效率

「飯後不能做劇烈運動」、「吃飽就想睡」，這是你我早已熟悉的健康原則，但你有想過為什麼嗎？其實都和自律神經有關。因為自律神經的作用，人在進食後，腸胃會開始蠕動以便消化食物，而為了讓蠕動更順利，血液會匯集到腹部，回流到腦子的血液減少，腦細胞得到的氧氣也就變少了，所以我們會感到昏沉睏乏。因此，餐後就應該讓身體、腦袋好好休息，午餐、晚餐皆是如此，但早餐卻成為唯一的例外。吃完早餐後精神反而變好？這樣合理嗎？倘若吃飽了卻不覺得睏，反而感到精神飽滿，很可能是自律神經的協調性出了問題，且這個人肯定有腸胃不適的老毛病，因為副交感神經無法在進食之後好好運作，讓腸胃順利蠕動，以幫助消化。

吃完早餐隨即進入工作，就好像午餐過後剝奪你午休時間一樣，人很容易因為腦袋昏沉而影響效率，而且還不利消化，結果不是顧此失彼，就是兩敗俱傷，對健康根本沒有好處。

我在門診中也曾遇過患者反駁我：「我幾十年來都這樣吃，也沒有怎樣啊？」姑且不提她的健康問題與早餐有沒有直接關連，可以確定的是，身體往往只是被迫接受主人的習慣，於是我要求她：「試試看，連續幾天別吃早餐，如果真的覺得沒有比較好，再改回來。」結果四周後她回診，非但印證了「不吃早餐不會餓，而且精神變更好」外，最妙的是，這位患者告訴我，她還有意外的收穫——褲腰變鬆了，雖然體型並非她最重要的困擾，但沒有女性會拒絕變得更窈窕，不是嗎？

再者，現代人的早餐內容，幾乎都是高熱量的精緻食品，快速提供好吸收也好囤積的熱量，但在營養價值上卻不見得夠豐富，因此無論是否有肥胖困擾，為了健康，我們真的都不該再這樣吃早餐了。為什麼？只要看看大家的早餐到底都吃了些什麼，你就會明白了。

外食早點共通點：熱量高到驚人

先從最普遍的狀況談起，早餐除了在家吃或者外食，大概沒有第三種選項了，而現代人普遍又以後者居多。就算少數人選擇在家吃，內容也不外乎吐司、麵包、火腿、培根等西化的餐點，且絕大多數是半成品，只是提前買回來，食用前才加熱重製過，僅有極少數的人會選在一大早熬煮稀飯與準備配菜。

至於廣大的外食族群早餐都吃些什麼呢？連鎖速食店的晨間套餐、便利商店的優惠組合，或者是中西式早餐店的三明治、蛋餅、飯糰等，看似選擇多樣且充滿變化，但五花八門的它們有個可怕的共通點，那就是「高熱量」。

一般連鎖速食店提供的漢堡餐點，平常被營養學家歸類為垃圾食品，就算放到早餐時刻來食用，也不會搖身一變，成為健康滿點的好選擇。漢堡就是漢堡，即使上下層的麵包有點變化，仍然是精緻澱粉所做的再製品，中心夾層可能從炸雞肉變成碎肉排，但不當的烹調方式，仍然損害了原有的營養成分，讓優質蛋白質被扣分。當然，如果是荷包蛋會比炸雞肉或碎肉排好一點，但光憑一顆雞蛋，同樣無法力挽狂瀾，因為單靠兩片麵包夾著荷包蛋，味覺上的刺激不夠，過於清淡且賣相不佳，因此往往會再配上一片香噴噴的火腿或培根，這種加工食品不僅鹽分過高，且營養素大多已受到破壞，並非良好的蛋白質攝取來源。

「一個銅板就能吃一餐」的便利商店優惠組合，因為價格取勝，近來亦成為外食族早餐的新寵。三角飯糰、三明治、麵包、包子、熱狗堡，你知道這些食物的熱量有多高嗎？普遍介於兩百大卡至四百大卡之間（熱狗堡一分更超過四百五十大卡，將近三分之二個便當的熱量）。乍聽之下是不是覺得熱量好像還好？就讓我們鴕鳥一點，取個中間值三百大卡好了，來看看這三百大卡是怎麼來的。裡頭約有六到八公克的蛋白質（有些品項甚至不到此水準），換算起來是三十卡左右，其他九〇%的熱量都是脂肪與醣類（碳水化合物），這代表什麼？代表你吃了近三百大卡，卻都是沒有明顯益處的多餘熱量。

血糖快速上升，吃了比不吃還餓

接下來再來看看傳統的中西式早餐店。蛋餅、蘿蔔糕、燒餅、油條、糯米飯糰，每一組熱量都要四、五百大卡以上，搭配豆漿或米漿就嚴重超標了，一分不太有飽足感的早餐（飯糰除外，但它的熱量也最恐怖），竟然要吃掉八、九百大卡，近逼甚至超過一天總熱量攝取標準的一半！這絕對是大地雷啊！嚴格說來，中式早餐店，可以說樣樣皆危險，還沒提到的煎餃、酥餅或者是麵線羹等，同樣屬於重度發胖級食物，反倒是很多人以為熱量會很高，充滿澱粉所以不能碰的饅頭，熱量約莫兩百

營養標示	
	每100公克
熱量	493.0大卡
蛋白質	9.0公克
脂肪	21.1公克
飽和脂肪	9.2公克
反式脂肪	0.0公克
碳水化合物	66.8公克
糖	2.5公克
鈉	171.0毫克

「高熱量」是中西式早餐的共通點。

大卡，相對低了些，不過同樣不建議減肥一族在早餐食用就是了，再怎麼說，精緻澱粉的製成品都是高升糖食物，會讓我們越吃越餓喔！

「那那那……我可以吃美○美的早餐嗎？火腿蛋、起司蛋，聽起來就很健康啊！」，荷包蛋的確很健康，也是很棒的蛋白質來源之一，可是外頭夾著它的那兩片白吐司，每片有一百五十大卡，兩片就是三百卡囉？才不止呢！因為乾乾的吐司不好入口，所以還會抹上一層「沙拉醬」，那層吃起來甜甜滑順的沙拉醬，主原料是大量的沙拉油、細砂糖和蛋汁，會讓你的早餐增加一百大卡左右的熱量，可怕吧！感覺像沒吃到什麼，居然也有一百大卡，那麼就更別提在鐵板上，用油煎得吱吱作響的漢堡肉、火腿片等，到底有多恐怖了，我們甚至還沒有計算番茄醬或者其他飲料的熱量呢！

這些早餐相同之處，就是會讓我們血糖快速上升，讓胰島素誤以為接下來你還會按照這種狀態，為身體送入許多糖分，因此它只好拚命工作，將糖分轉為脂肪儲存起來，以免等一下糖分過多塞車了。沒想到拚命過了頭，血糖很快就被收光光，收得太乾淨的結果，就是身體立刻感覺到飢餓，只好趕緊再補充熱量，這也就是為什麼「八、九點左右吃早餐，十一點不到就會餓到受不了」的緣故。

表 7-3　常見早餐熱量表

中式早餐	熱量（卡）	西式早餐	熱量（卡）
飯糰	603	總匯漢堡	498
煎餃	440	雞肉堡	461
小肉粽	392	番茄海鮮義大利麵	455
油飯	352	原味乳酪貝果	417
酥餅	350	肉鬆蛋三明治	403
大腸麵線	350	鮮蔬丹麥堡	385
燒餅	290	單層燒烤牛肉堡	350
原味蛋餅	255	火腿蛋三明治	348
油條	252	花生厚片	333
饅頭	250	小雞塊	216
地瓜粥	210	炸薯條	128
米漿	430	奶茶	305
豆漿	320	紅茶	160
無糖豆漿	180	綜合冰咖啡	147

輕鬆度過早餐戒斷期

原本在睡眠狀態中被餵飽的身體，是可以不需要吃早餐的，結果吃了之後只獲得短時間的飽足感，在午餐來臨之前，往往又多吃了數百大卡的「小」點心，非但該省的熱量沒省到，不該吃的熱量還沒漏掉，此消彼長下，減肥成功真是遙遙無期，所以，別再相信「減肥一定要吃早餐」的論點了。

話說回來，不吃早餐已經有更嚴謹的調查。英美兩地都不約而同地針對早餐做了研究調查，結果發現，**有習慣吃早餐的人，每天會比沒吃早餐的人，多攝取約莫八百大卡的熱量**。試想，如果一天我們能減少八百大卡的熱量吸收，那麼不出兩個禮拜，大約只要十天左右，就等於少掉一公斤脂肪的吸收唷！這樣你還堅持要吃早餐嗎？

我相信，一個維持二、三十年甚至更久的習慣，是很難突然間改變的。只不過，不改變，就沒辦法有效減肥，因此就算你一時之間戒不掉早餐，起碼得針對內容做點改變，放棄那些吃起來滿足美味，但對減肥一點幫助都沒有的餐點，改以一兩顆荷包蛋或水煮蛋取代吧，如果真的都不方便，那麼就改買兩顆茶葉蛋也可以。

一顆荷包蛋的熱量大約八十五大卡，水煮蛋，因為少了油煎的過程而更低些，選擇吃兩顆蛋者，可以捨棄其中一顆的蛋黃不吃，這樣熱量就又更低了。相較於各式早餐餐點，這樣的吃法比較不會造成血糖上下波動，能夠維持較長的時間不感覺飢餓。

倘若你可以不吃早餐，但撐不到午餐來臨前，便早已餓到飢腸轆轆，那麼也可以先試著將午餐提前一點吃，從十一點開始，習慣後再延到十一點半、十二點……，將時間間距慢慢拉開即可。

以上的辦法只是權宜之計，幫助我們更容易走過早餐戒斷的過渡期，如果可以的話，先試個幾天，看看效果。

特別是女性讀者請注意，我知道不吃早餐對你們來說格外困難，來到減肥門診的女性肥胖者，每十人中就有八人向我表示，早餐是她們最重要、最在乎的一餐，要戒除實在太困難。

經過深入了解後我發現，早餐之所以對女性特別重要（許多男性肥胖者都沒有這類困擾，一知道對減肥不利、對身體沒有幫助，說不吃就不吃了，毫無戒斷症狀），是因為她們的早餐內容太「華麗」了。為了減肥，不能再吃浪漫精緻的下午茶，那會帶來罪惡感，所以將這樣的慾望投射到早餐，況且又有這麼多「早餐很重要」、「減肥一定要吃早餐」的聲音作後盾，更讓她們捨不得放棄這充滿精緻澱粉和油脂，能帶來高度情緒安撫作用的一餐了。

雖然知道不容易，但如果前面四課你都能做到的話，那麼重新恢復健康與苗條真的就差臨門一腳了。請努力嘗試看看，相信你會發現，不吃早餐真的沒有想像中那麼困難。

郭醫師貼心話

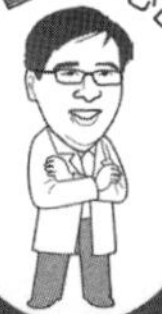

想做到本章節中所提到的減肥五堂課，其實一點都不難，重點還是那句老話——有沒有持之以恆。不論是晚餐晚點吃、多喝水、不吃白飯、不吃水果及不吃早餐，雖然與時下的觀念相左，但其實都有其根據。在我們診中的萬人經驗，也在在證明了這將能幫助你成功減肥不復胖。因此，有心減肥的你，現在就趕緊行動吧！相信在不久的將來，你就能看到自己的改變！祝你成功！

CH8

擺脫肥胖惡夢，就這麼簡單！

從了解自律神經失調是如何害人發福又瘦不下來，一直到透過前面五課的學習，初步掌握甩油減脂的重點，現在各位已經擁有能協助減肥的神兵利器了，距離成功瘦身，只剩下最後一個步驟——親自去實踐！

究竟，開始減肥前需要哪些準備動作？而在減肥期間，每天的生活作息又該有哪些配合與改變呢？為了讓大家能夠 step by step 執行，總結本書前述內容，我們為大家歸納了「成功瘦身、永不復胖」的三個重要執行步驟。

步驟一：減肥前確實測量各項數據

雖然減肥時期，體重不見得是最重要的指標，但不表示不重要，所以連同體脂

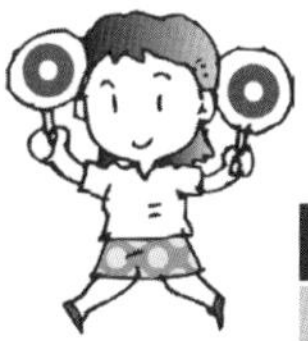

圖 8-1　減肥計畫示意圖

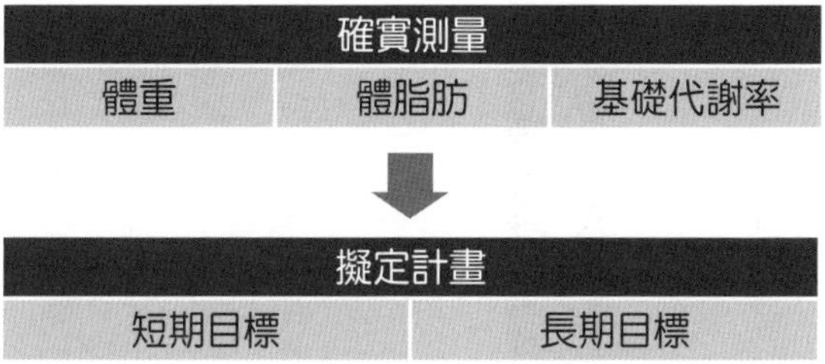

肪與基礎代謝率，請一併清楚記錄下來，並維持每周測量一次的頻率。**男性肥胖者則須追加「腰圍」的測量，好監控體脂肪當中的內臟脂肪。**

先知道有多胖，就能知道應該瘦多少。請參考本書第六章第一二七頁的建議，算出減肥的預估時程有多久，做為「長期目標」，再按照預估時程來平均分配，約略地計算出每個月體重下降應該有怎樣的成績與進度，作為「短期目標」。

例如，標準體重應為五十公斤的謝小姐，預備減肥時的實際體重為六十八公斤，經計算（請參考本書第一二七頁）後，她的長期目標應該是花八個月減肥成功，而短期目標則是每個月大約瘦下二至二．五公斤。

減肥Q&A

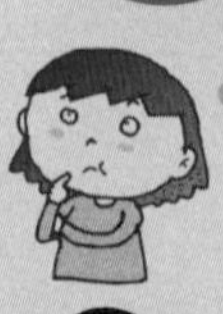

Q 與其關心體重，不如注意身形變化

正式開始減肥時，各項數據都需要被正確測量並精準記錄，但在減肥的過程中，倒不見得需要時時緊盯著數據不放，尤其是體重。與其每天密切關注體重，倒不如好好留意身形的變化。建議可以拿過去未發胖前的衣服來作為標準，每隔一段時間就套套看，也是一種減肥成效的驗收。或者買一件自己很喜歡卻小一號的衣服或褲子來試，同樣很有效喔！

步驟二：搭配基礎代謝率，進行總熱量控制

特別要進一步說明的是基礎代謝率（BMR）。在得知基礎代謝率之後（無論是透過本書第一三八頁公式計算或直接以多功能體重計測量），我們還要將這個數字換算成「每日所需總熱量」，方法很簡單，請參考下列公式。

基礎代謝率 × 1.55＝每日所需總熱量

現代人勞動機率不高，因此大多適用上述公式，但倘若你的狀況比較特殊，平時活動量略高些，或是從事勞動工作，則建議計算方式略做調整如下：

基礎代謝率 × 1.8＝每日所需總熱量（活動量略高者）

基礎代謝率 × 2＝每日所需總熱量（勞動工作者適用）

假設，李小姐、陳同學、王先生的基礎代謝率均為一千二百大卡，那麼套用上述公式，身為一般上班族的李小姐，每日所需熱量約為一千八百六十大卡；平常在餐廳打工，每天負責端碗盤、維持環境整潔（中度活動）的陳同學，約需要二千一百六十大卡，從事勞動工作的王先生則需要二千四百大卡才足夠一日所需。

倘若上述三人每天攝取的總熱量超過計算數值，脂肪就很容易死賴著不走喔！

步驟三：力行「一日二餐」有撇步

比「三餐定時定量」更健康、更適合減肥者的飲食新觀點，是「一日二餐」。戒除害我們嚴重發福且完全多餘不必要的「早餐」，**我們一天只需要吃午、晚兩餐，且兩餐的熱量比重應該均等**。假定計算出來的每日所需總熱量為二千大卡，那麼建議將這二千大卡平均分配於兩餐當中，也就是午餐一千大卡，晚餐一千大卡。

這兩餐都該當作「正餐」來吃，除了要有肉、有菜、有白飯（比例請參考本書第一九八頁「餐盤飲食法」），**也別忘了「多喝水」、「不吃水果」**這二大原則。午、晚兩餐的重要性相當，原則上內容也

圖 8-2　一日二餐流程示意圖

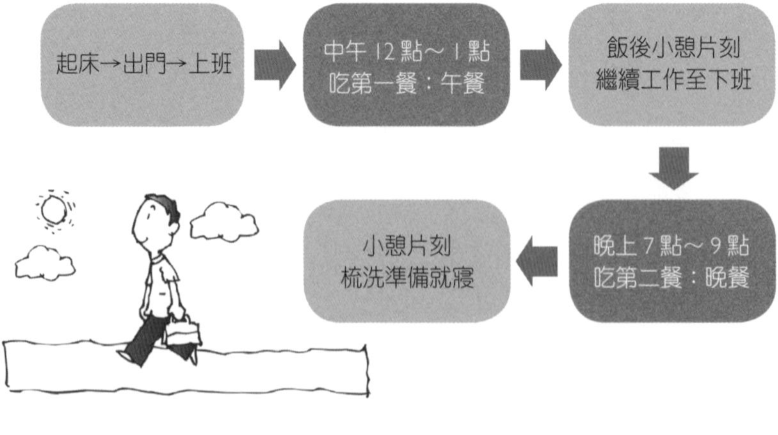

應該相當，唯獨有失眠困擾者，晚餐可以多攝取一些蛋白質，以達幫助睡眠的作用。

但請注意，總熱量無論如何還是不能超標喔！

除了總熱量應該被考慮之外，關於「一日二餐」的實踐還有一個重點，就是進食的時間。建議**午餐在起床之後的四至五小時左右吃，而晚餐則定在睡前的三至四小時吃**。兩餐間隔時間約為七至九小時，幸而這段時間多半忙於工作，或下班回家路途中，要忌口度過相對簡單。

晚餐吃飽後，飽足感起碼可以持續四小時以上，建議於飽足感消失之前，從容準備就寢。一旦進入良好的睡眠狀態，大腦便會指示身體分泌我們最需要的瘦體素與生長激素啦！

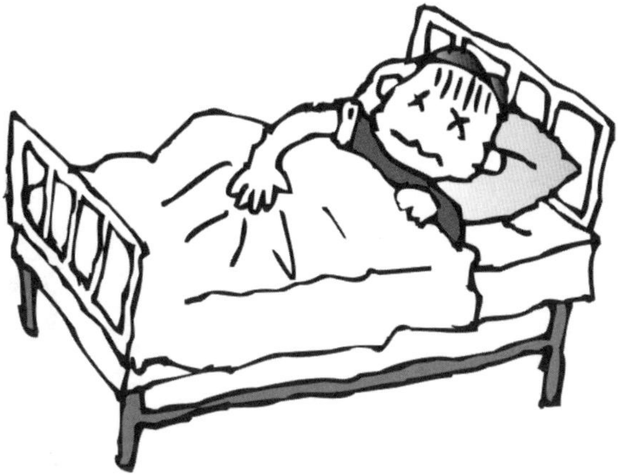

有睡眠障礙者，晚餐多攝取蛋白質，有助一夜好眠。

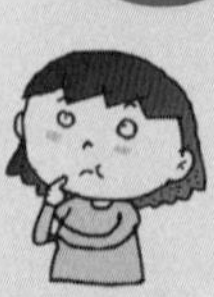

Q 飢餓感來襲怎麼辦？

兩餐中間如果感覺飢餓，可以少量吃一點蛋白質，例如吃一顆白水煮蛋、燙幾片瘦豬肉、雞胸肉。不方便自己煮的話，就近買顆茶葉蛋也行，只是茶葉蛋普遍鈉含量偏高，容易引起水腫，須注意。

睡前如果感覺到飢餓，不妨吃一點點宵夜！只是量仍應有所節制，不超過三百大卡（必須涵蓋在總熱量當中），吃完後最好盡早就寢。最重要的是，要懂得聰明選食，避開肥胖地雷，以蛋白質與碳水化合物的宵夜組合為佳，蛋白質中的色胺酸可以穩定神經，有助眠效果，但其他胺基酸卻會讓人精神變更好，因此必須搭配碳水化合物，讓胰島素出動，代謝這些胺基酸，使色胺酸好好發揮作用。

富含色胺酸的蛋白質 ＋ 複合式的碳水化合物 ＝ 好眠好瘦

不但要瘦身，還要永不復胖

總之，為什麼自律神經失調會導致肥胖，各種原因在本書許多章節中，我們已經反覆談過許多回，但提綱挈領地說，其實肥胖本身就是一種自律神經失調，是自律神經負責能量代謝的一環出了差錯，所產生的外在結果。減肥若單單從表象的徵狀著手，沒有找到根本原因加以處理，就是所謂的治標不治本，因此無論怎麼節食、怎麼運動也瘦不下來；或者好不容易拚命瘦下幾公斤，卻又輕易地復胖。要想真正一勞永逸地擺脫肥胖，還是得回歸根本，從健康層面做起，因為「健康才會瘦，瘦了才健康」。

在本書所提到的理論、觀點與實作建議，不僅僅適用於肥胖者或者減肥期間，而是更廣泛地適用於一般大眾，可落實於日常生活，成為你我的健康新概念。當自律神經重新回到協調的狀態，身心平衡將帶來煥然一新、神清氣爽的感覺，屆時，你會覺得減肥成功只是這一連串過程中的附加價值，因為更令人欣喜的是——我們重新擁抱健康了！

【減重實證分享】

實證1 體重減輕，腎功能改善，還每天吃飽飽！

結婚之前我也算是瘦子，體重一直維持在四十八至五十二公斤之間，但懷孕時期吹氣球地胖了三十公斤，就再也回不去了！加上我是個美食主義者，要我餓肚子減肥，真的辦不到，吃沒滋沒味的代餐也太痛苦了，我只是想減肥又不是要蹲苦牢，實在不想折磨自己，也不想放棄吃的權利啊！原本我是沒打算減肥的，但胖的壞處實在太多了，人容易累、走路也會喘，最膚淺但可能也是最重要的，其實是三個字「不好看」，誰不希望自己漂漂亮亮的？

透過公司同事的介紹，我找到了郭醫師，雖然郭醫師提出的很多方法，跟一般人都不同，感覺很顛覆傳統，但卻真的幫助我瘦下來了，而且是健康的瘦下來了，不用挨餓，可以好好地吃兩餐正餐，吃得飽飽的也很營養，減重過程中我還有獲得一個額外的好處，就是我的腎臟功能變好了。之前因為喝水量少又習慣憋尿，一度曾因為急性腎炎入院過，情況是很危急的，但因為聽從郭醫師的囑咐，每天至少兩千毫升的水量，現在我的腎臟狀況改善非常多，常聽人說減肥減到身體壞掉腎臟壞掉，我說正確地聰明的減肥就不會喔！

見證者	郭小姐（42 歲）	體　重
初診日	2016 年 7 月	82.5 kg
身　高	163cm	▼
		59.7 kg

實證 2

午、晚餐正常吃，就默默瘦下來了！

從小我就喜歡打籃球，可能愛吃加上我媽給了我很會吸收營養的好體質，所以我一直都是個健康的小胖子。雖然胖胖的，但也沒啥困擾，加上以前認為減肥要有很強的毅力，又要吃很少，所以從來沒想過減肥，一路上就立志做個健康的胖子，也以為自己可以這樣一輩子。

但是出社會後問題開始慢慢出現，膝蓋不舒服去檢查，說是兩腳負荷太重，髕骨都外翻了。不僅這樣，還有痛風。後來因為親友開始介紹相親，工作又比較輕鬆，總總因素集合起來，就覺得似乎應該來做一件人生三十幾年都沒做過的事情：減肥。

我在網路的某個討論區看到一個懷孕媽媽分享，就決定找郭醫師協助。因為郭醫師整個減重飲食觀念我覺得很棒（我是飯桶，很怕醫師要我控制飲食少吃當仙人），就想說治療配合看看。治療過程都很順利，身體也沒有任何不舒服。雖然一開始早餐不用吃我覺得有點怪，但因為醫師有專業背書，加上午、晚餐都可以正常吃，也就乖乖照做。然後就發現我默默瘦下來了！最爽的是買衣服再也不會碰到「喜歡款式沒有我尺寸」這種事！

見證者	曾先生（35 歲）	體　重	腰　圍
初診日	2015 年 1 月	108.5 kg	111 cm
身　高	180cm	▼	▼
		78.8 kg	87 cm

實證 3

不僅成功控制血糖，還順利減重！

講坦白，按照身高體重來說，我真的不算胖。我來看郭醫師是要看代謝的問題。我三十八歲的時候急性心肌梗塞，可能因為這個關係，胰島素分泌量只有一般人一半，因此血糖一直很高，還得了第二型糖尿病。以前我都大魚大肉，因為糖尿病的關係我甚至開始吃素，可是血糖還是降不下來。

來看郭醫師的時候，才發現我自己有些觀念不正確。我從小就很喜歡吃水果，因為怕吃宵夜會變胖，對我的血糖更不好，所以有時候都吃兩三種水果來當宵夜，自以為這樣很健康，沒想到郭醫師跟我說，就是水果害到我，我一開始不太能接受，覺得怎麼可能？可是我還是選擇相信他的專業，聽他的話調整飲食。很快的，我的糖化血色素從剛到診所時的九以上，降到六・五，去醫院抽血檢查的時候連門診醫生都嚇了一大跳，覺得不可思議。接下來血糖的控制也都很穩定，雖然小小有起伏，但不會像之前那樣突然咻的一聲又飆到九・〇，甚至更高。

我很幸運碰到契合的醫生，感謝郭醫師幫我調整觀念。我想說：身體是自己的，好或不好自己最知道，很多事情真的要親身嘗試過才能明白啊！

見證者	高先生 (46 歲)	體重	腰圍
初診日	2016 年 3 月	61.7 kg	85.5 cm
身高	167cm	▼	▼
		59.6 kg	79.5 cm

實證 4

不用挨餓也能瘦，偶爾還能放縱一下！

我從小就胖，身為胖子有很多很多的不方便，買衣服也總是買不到自己喜歡的，人也比較自卑沒自信，為了擺脫肥胖我做過很多努力，但結果總是不怎麼好，最誇張還有一次直接暈倒送醫院，因為生理期來大量出血。後來是媽媽找到了郭醫師，請哥哥帶我來看診，終於讓我開始健康地瘦下來！

過去我吃的並不多，但都是高熱量的垃圾食物，可是現在在郭醫師的治療下，我完全不用挨餓，可以好好的吃，偶爾還是會放縱一下，可是不再像以前那樣多吃一點就充滿罪惡感，郭醫師說得很對！減肥不用那麼痛苦，只要有正確的觀念為基礎，適當飲食，調整生活作息，不用餐餐餓肚子也能瘦，偶爾的放縱就當作是放假吧！休息為了更長遠的路嘛～

瘦下來之後，衣服開始變好買了，這點最開心，雖然現在還有一小段路要走，但我相信在郭醫師的協助下，我可以一路從XXL慢慢往下縮小，有天我也能穿得下M或者S。最後我想跟大家分享一個觀念，減肥真的是一段很長的路，開心很重要，用對方法更重要，而郭醫師的方法是唯一一個，在這麼多錯誤選擇之後，讓我能持續下去最久的方法。

見證者	陳小姐（26 歲）	體　重
初診日	2012 年 4 月	158 kg
身　高	168cm	▼
		102.4 kg

【增訂版作者序】

重拾好體態，維持身體的健康！

這些年來到我診所的朋友，主要分為兩大類，一是在其他醫院被醫生說無法檢查出原因、沒有辦法治療，但仍然全身都很難過不舒服的人；另一類則是為了無法控制體重問題而掙扎好多年的人們。他們不分男女老幼，共通點就是生活方式受到極大的限制、健康狀態沒有起色、許久沒有享受過真心自在的快樂，他們從全台灣乃至於全世界各地被推薦而來，原因只有一個，為了能成功地治療、回歸健康。

對於減肥已經減了五年以上，至少試驗過五種減肥方法或課程，但仍然沒有具體效果者，過去我們平均在六個月左右能協助減少十公斤的脂肪，而在二至三年後看到了一位變得更快樂的人，體態仍然保持好好的、甚至更苗條，因為成功的治療搭配飲食方式的改變。

在台灣，估計超過四分之一的成人有肥胖困擾，不單只是身體上自我感覺的肥胖，而是醫學上所謂的「肥胖症」，肥胖危害你的健康、快樂、血壓，以及你個人事業上的成功。我相信我所能做的，最有意義、最重要的事，就是和每一位被肥胖所困擾折磨的人接觸，無論他們是不是放棄了，就此忍受著肥胖所造成的折磨，因為我找到一個方法能夠管理、減輕肥胖問題，甚至是消除這些悲慘的情況。

透過這本書的內容，我將和你一同走過，並了解為什麼所有的運動、控制飲食、保健食品會沒有用？不是因為你失敗了，你只是在錯誤的地方，想試著找出答案。當你試圖自己診斷自己、自己治療自己、自己幫助自己，這是很值得喝采的，但如果你試過二至三種方法沒有得到成效，你應該知道一定是有些事情在哪限制住你的身體了！我知道那個限制是什麼、我知道怎麼樣找出真正的原因，並把原因消除。如此，你的脂肪就會開始減少！這代表你將會在一個月內瘦下二十公斤嗎？不！那非得要透過手術才行，但如果你想找到一個能有效持續健康的方式，享受你值得擁有快樂的生活、美好的身形、甚至是之前不敢想像的富有與快樂，無論是個人或事業上的，請閱讀本書和我一起踏上這個旅程。

看看什麼是造成體重增加的原因，看看什麼是讓體脂沒有辦法消除的原因，你會看到其他人如何減肥，你會見到各式各樣的案例，你會看到每一個人都有不同的獨特性，沒有任何一顆神奇的藥丸，或者一種課程、訓練、運動器材，能一體適用地為所有人解決問題，然後你會看到為什麼你曾經嘗試過的方法沒有用，最終你會知道這不是你的錯，可是一旦知道有一個被證明有效，而且可以持續有效的方法，你卻不去嘗試它，那就是你的錯啦！開始行動吧！請你了解這本書告訴你的訊息與它的意義。

5 什麼時間吃晚餐，
對胖瘦有決定性影響！

6 起床不要急著吃，
穩定血糖又好瘦！

7 白米飯不是減肥的敵人，
是有效瘦身秘訣！

8 天然的不一定最好，
水果就是減肥大魔王！

10 周年增訂版

健康瘦身必修學分

1 **吃不是減肥關鍵，**
自律神經的平衡更重要！

2 **喝冰水燃脂，**
關於喝水減肥 3 秘訣！

3 **少鹽不等於健康，**
吃鹹才是瘦身的核心密碼！

4 **一天只需要兩餐，**
能量剛剛好！

都是自律神經惹的禍：體重篇
郭育祥的健康瘦身必修學分
（原書名：吃飽睡好，當然瘦得了！）

作　　者：郭育祥
文字整理：發言平台創意整合有限公司
特約編輯：凱特
內頁插畫：劉素臻、緋絳、陳志偉 、比利張
美術設計：阿母河工作室

責任編輯：何　喬
社　　長：洪美華

出　　版：幸福綠光股份有限公司
地　　址：台北市杭州南路一段 63 號 9 樓之 1
電　　話：(02)2392-5338
傳　　真：(02)2392-5380
網　　址：www.thirdnature.com.tw
E-mail：reader@thirdnature.com.tw

印　　製：中原造像股份有限公司
初　　版：2013 年 6 月
四版 1 刷：2023 年 3 月

郵撥帳號：50130123 幸福綠光股份有限公司
定　　價：新台幣 350 元（平裝）

ISBN 978-626-7254-14-1

總 經 銷：聯合發行股份有限公司
新北市新店區寶橋路 235 巷 6 弄 6 號 2 樓
電　　話：(02)29178022　傳真：(02)29156275

照片提供：卓秀莉（p.152 中）、編輯部

國家圖書館出版品預行編目資料

都是自律神經惹的禍：體重篇 / 郭育祥 著—
四版 .—臺北市：新自然主義、幸福綠光，
2023.03
面：公分
ISBN 978-626-7254-14-1（平裝）
1. 減重
411.94　　112002475

減重
Y
記錄表

減肥名醫
郭育祥
親自設計

健康減重
DIY
魔力記錄表

算一下，體重夠標準嗎？

男性：（身高______－ 80）×0.7 ＝標準體重______

例：（身高 175 － 80）×0.7 ＝標準體重 66.5

女性：（身高______－ 70）×0.6 ＝標準體重______

例：（身高 160 － 70）×0.6 ＝標準體重 54

請確認你是否該減肥了？

（目前體重 ______ －標準體重 ______）÷ 標準體重＝肥胖程度 ______%

例：（目前體重 52 －標準體重 45）÷ 標準體重 45 ＝肥胖程度 15%

看看你減重需要花多少時間？

等級	肥胖程度 %	預估時程
第 1 級	10~20	6 個月
第 2 級	20~40	8 個月
第 3 級	40~60	10 個月
第 4 級	60~80	14 個月
第 5 級	80~	18 個月

每個月應該減多少？

（目前體重 ______ －標準體重 ______）÷ 預估時程 ______ 個月＝應減體重 ______ 公斤／月

例：（目前體重 52 －標準體重 45）÷ 預估時程 6 個月＝應減體重 1.2 公斤 / 月

怎麼訂目標？

目前體重 ______ －（應減體重 ______× 第 _____ 個月）＝該月份的目標體重 ______

例：目前體重 52 －（應減體重 1.2× 第 01 個月）＝第 01 月份的目標體重 50.8

目前體重 52 －（應減體重 1.2× 第 02 個月）＝第 02 月份的目標體重 49.6

現在，請開始做好自我監督！

利用多功能體重機，測量實際體重、體脂肪，並填入表中。

不要漏了最重要的腰臀比哦！

腰圍______ ÷ 臀圍______ ＝ 腰臀比______

例：腰圍 36 ÷ 臀圍 38 ＝腰臀比 0.94

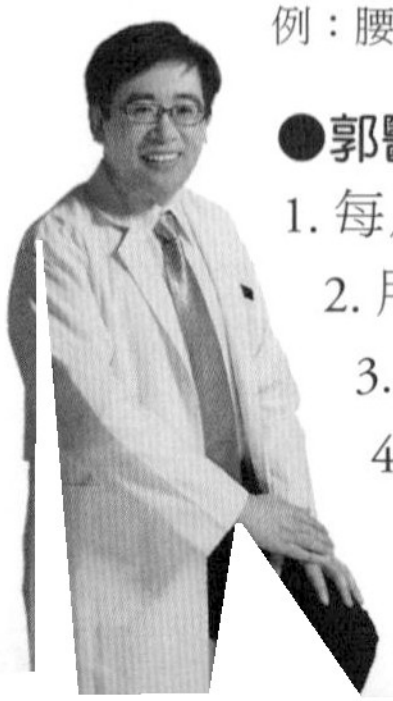

●郭醫師的小叮嚀

1. 每月一次，並且固定日期與時段。
2. 用相同的捲尺或同一台多功能體重機，避免產生誤差。
3. 體脂肪與腰臀比的數值有持續下降即可。
4. 體脂肪下降顯著，代表肌肉生成、脂肪減少，即使體重不變，也是成功瘦身的關鍵。

（表格如不敷使用，歡迎自行複製）

預估時程	第 01 月	第 02 月	第 03 月	第 04 月	第 05 月	第 06
記錄日	月 日	月 日	月 日	月 日	月 日	月
目標體重						
實際體重						
體脂肪						
腰臀比						

預估時程	第 07 月	第 08 月	第 09 月	第 10 月	第 11
記錄日	月 日	月 日	月 日	月 日	月
目標體重					
實際體重					
體脂肪					
腰臀比					

立刻行動！祝你瘦身成功